"博学而笃志，切问而近思"
《论语》

"正其谊不谋其利，明其道不计其功"
《春秋繁露》

复旦大学医学课程思政系列教材

总 主 编　袁正宏
执行总主编　吴　凡
副总主编　张艳萍　徐　军

# 医学遗传学
## 思政案例集

刘雯　杨玲　杨云龙 ● 编著

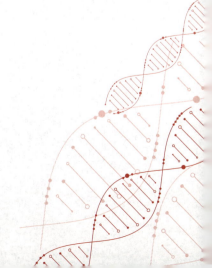

复旦大学出版社

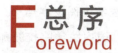

# 总序

高校思政工作事关重大,课程思政是思政教育取得实效的关键一招。

2016年,习近平总书记在全国高校思想政治工作会议上强调,高校思想政治工作关系高校培养什么样的人、如何培养人以及为谁培养人这个根本问题。2017年,中共中央、国务院印发《关于加强和改进新形势下高校思想政治工作的意见》,提出加强和改进高校思想政治工作的基本原则之一是"坚持全员全过程全方位育人"。同年教育部党组印发《高校思想政治工作质量提升工程实施纲要》,明确"坚持育人导向,突出价值引领"。2020年5月,教育部印发《高等学校课程思政建设指导纲要》,提出"落实立德树人根本任务,必须将价值塑造、知识传授和能力培养三者融为一体、不可割裂"。上海教育界积极响应中央号召,在2020年《关于深入推进上海高校课程思政建设的实施意见》中提出课程思政建设的基本内涵、总体目标和核心内容。复旦大学上海医学院积极响应、付诸实践。

上医师者,明理知义。大家深知医学人才培养是健康中国建设的关键生产力,是人民满意的卫生事业的基础;高等医学教育肩负着为国家培养健康守护者的光荣使命;医学生将来从事的是"健康所系,性命相托"的神圣事业。同时,大家也深知基础医学是医学生进入医学领域的第一步,在基础医学教育阶段将课程思政融入日常课程教学,加强医学生的德育教育,将为各类医学专业学生的发展奠定良好的思想政治基础,责任重大。

基医实践,自成特色。复旦大学基础医学院在医学人文教学实践的基础上,积极探索并实践课程思政,2019年获得"上海高校课程思政领航计划-重点改革领航学院"称号。学院鼓励各教学团队探索具有学科特色的课程思政,寓价值观引导于学科知识传授和能力培养之中,切实落实"立德树人"的目标。各教学团队教师积极深入挖掘医学专业课程思政元素,把共产主义理想信念、社会主义核心价值观、人文精神与素养、学校与学科发展史等有机融入专业教学,凝练内涵丰富、鲜活生动、直击心灵、引起共鸣的课程思政案例,培养学生"亲其师,信其道",实现育人与育才有机统一。各类课程思政案例的融入丰富了教学内容,活跃了课堂氛围,使课程思政与专业知识交织交融、相辅相成，起到拨动心弦、催人奋进的点睛之效。

　　案例精选，沉淀提升。本系列教材汇集了复旦大学上海医学院教师近年来在教学中引入的课程思政案例。普通民众、有志于学医的中学生和医学生阅读本丛书，可了解医学的发展进程，拓展知识，加深对医学专业知识的理解。国内医学院校教师阅读本丛书可开拓思路，借鉴和参考相关案例，在向学生传授知识、培养其能力的同时，将思政元素有机融入，塑造学生的世界观、人生观和价值观，更好地担起学生健康成长引路人的责任。

　　立足新时代，思政教育任重道远；培养时代新人，课程思政责无旁贷。希望本课程思政系列教材能起到抛砖引玉，增进医学院和社会、医学院校间相互交流的作用。

2023 年 1 月

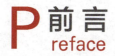

# 前言

教育部近期对全国高校秋季学期教育教学重点工作进行了部署，明确提出要全面推进高校"课程思政"建设。"课程思政"是一种教育教学理念：在传授知识、培养能力的同时，必须承载培养学生世界观、人生观、价值观的作用。"课程思政"是一种思维方式：在教学中有机、有效地对学生进行"思政教育"。

医学遗传学是将人类遗传学的理论和方法应用于医学实践，来研究遗传病从亲代传至子代的特点和规律、起源和发生、病理机制、病变过程及其与临床关系的学科。作为医学生的专业教育课程，医学遗传学是探讨遗传病和疾病的遗传学问题的课程，是渗透着医学伦理、人文关怀、法律意识的课程，也是从基础延伸到临床和社会，理论延展到技术的课程。因此，需要在教学的顶层设计上将"思政教育"作为课程教学的重要目标，与专业教育结合，充分发挥课程的"立德树人"功能。将社会主义核心价值观的基本内涵、主要内容纳入医学遗传学教学布局和课程安排中，做到专业教育和核心价值观教育相融共进。

《医学遗传学思政案例集》的编写就是出于"课程思政"建设的紧迫需求，"应时而生"的一本教辅书。希望本书对教授医学遗传学的教师和学习这门课程的学生都有一定的参考价值。《医学遗传学思政案例集》分为4篇，"简史篇"概述医学遗传学发展的历史，使学生对医学遗传学学科形成和发展有科学的认识；"人物篇"讲述中国遗传学家献身科学的故事和他们做出的杰出贡献，增强学生的民族自豪感，培养医学生学习他们为人类解除病痛的职业素养和医学精神；"事件篇"介绍医学遗传学发展历程中里程碑式的事件，使学生了解科学技术的发展对社会的推动作用，从而培养医学生严谨求实的科学态度和不断创新探索的科学精神；"现况篇"总结分析中国在罕见病、出生缺陷等方面的防治政策和实效，让学生了解我国应对遗传病的策略、措施和取得的实效，领会我国医疗卫生政策的优越性，培养学生爱国主义精神。希望本书能帮助学生关注医学遗传学中的伦理和法律问题，帮助学生将职业伦理操守和职业道德教育融为一体，给予学生正确的价值取向引导，以此提升学生思想道德素质及情商。

刘 雯

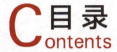

## 第一篇　简史篇

第一章　医学遗传学发展简史 / 2

## 第二篇　事件篇

第二章　遗传学原理的基本演绎 / 10
第三章　摩尔根定律 / 17
第四章　为什么排出了黑色的尿 / 22
第五章　遗传信息的载体 / 27
第六章　从三螺旋到双螺旋 / 32
第七章　在线人类孟德尔遗传 / 37
第八章　疯牛病是传染病还是遗传病 / 41
第九章　破译遗传密码 / 46
第十章　胰岛素发现百年史 / 52
第十一章　改写生命：基因治疗发展史 / 60

## 第三篇　人物篇

第十二章　杜传书与"蚕豆病" / 68
第十三章　曾毅：士不可不弘毅 / 73
第十四章　2n＝46，徐道觉与蒋有兴的故事 / 79
第十五章　无创产前检测之父——卢煜明 / 84
第十六章　基因诊断第一人——简悦威 / 88
第十七章　产前诊断的先行者——孙念怙 / 93
第十八章　中国生殖医学工程的开创者——卢惠霖 / 98

第十九章　中国临床遗传学奠基人——罗会元 / 103
第二十章　甘为人梯的医学教育家——许由恩 / 107

## 第四篇　现况篇

第二十一章　我国对地中海贫血的有效防控 / 112
第二十二章　中国出生缺陷的防治策略和成效 / 118
第二十三章　中国罕见病研究和诊治突飞猛进的 10 年 / 124
第二十四章　优生科学在中国 / 127

# 第一篇

简史篇

# 第一章　医学遗传学发展简史

## 一、教学目标

### （一）教学目标

了解医学遗传学的任务和范畴，了解医学遗传学发展简史，学习人类基因组的相关知识。

### （二）思政目标

通过医学遗传学学科简史的介绍，了解该学科发展史和中国医学遗传学的发展历史。让学生了解该课程在医学领域的重要地位和作用，增强学生的学习热情。

## 二、案例

医学遗传学（medical genetics）是遗传学的一个分支，是用人类遗传学（human genetics）的理论和方法来研究遗传病从亲代传递至子代的特点和规律、起源和发生、病理机制、病变过程及其与临床关系（包括诊断、治疗和预防）的一门综合性学科。20世纪下半叶至今，现代生物学研究方法突飞猛进，使医学遗传学近年来得以飞速发展，取得了许多重大突破。

科学意义上的遗传学学科诞生的标志是格雷戈尔·约翰·孟德尔（Gregor Johann Mendel，1822—1884）于1865年发表的"植物杂交实验"，该文揭示了生物遗传性状的分离和自由组合规律，但孟德尔的科学发现在当时并没有引起生物学界的关注。34年后，其重要价值才被学界认识。孟德尔学说一旦引起关注，很快就有不少研究者和临床医生开始用孟德尔定律来解释某些人类疾病的遗传现象。在之后的10年里，许多疾病的遗传现象得到关注。首先是先天性代谢性疾病（inborn errors of metabolism）研究的鼻祖阿奇伯德·爱德华·加罗德（Archibald Edward Garrod，1857—1936）在1901年描述了4个尿黑酸尿症家系，并首次提出先天性代谢病的概念，认为这些疾病的性状属于隐性遗传性状。1903年，威廉·科蒂斯·法拉比（William Curtis Farabee，1865—1925）在他的博士毕业论文中描述了一个短指畸形的家系，这个家系的5代人中有30

多个患者，占整个家系的50%，而且男性和女性发病率均等，由此认为短指（趾）是显性遗传的性状。1908年，高德菲·哈迪（Godfrey Hardy，1877—1947）和威尔海姆·温伯格（Wilhelm Weinberg，1862—1937）研究了人群中基因频率的变化，提出遗传平衡定律（Hardy-Weinberg 定律），这便是群体遗传学的起源。1909年，尼尔森·埃勒（Nilsson Ehle）研究了数量性状的遗传，提出多对基因的加性效应和环境因素共同作用的数量性状的遗传规律，即多基因遗传性质或疾病的遗传规律。在那个时期，遗传学的理论研究得到充分的发展，但对遗传病的研究和分析由于生物学技术的限制主要停留在理论水平。尽管如此，对疾病遗传规律的研究意味着医学遗传学的起步。

20世纪上半叶，遗传学研究有了重大的突破。弗雷德里克·格里菲斯（Frederick Griffith，1879—1941）和奥斯瓦尔德·西奥多·埃弗里（Oswald Theodore Avery，1877—1955）用肺炎链球菌转化实验证明了DNA是遗传物质。1953年，詹姆斯·沃森（James Watson，1928—    ）和弗朗西斯·克里克（Francis Crick，1916—2004）提出了DNA双螺旋模型，使人们认识了遗传物质的化学本质。

同时，随着生物化学实验技术的发展，研究人员对一些遗传病的机制逐步阐明。1949年，莱纳斯·波林（Linus Pauling，1901—1994）（图1-1）在研究镰状细胞性贫血时，观察到患者的异常血红蛋白电泳速度慢，他将这种异常的蛋白称为HbS。1956年，波林的同事英格拉姆（Ingram）证实HbS是由于球蛋白β链单个氨基酸置换（β6谷氨酸→缬氨酸）引起（图1-2）。波林因此提出分子病（molecular disease）这一概念，即蛋白质分子的遗传变异可引起一类疾病。1952年，糖原贮积症Ⅰ型被证实是由于缺乏葡萄糖-6-磷酸酶引起的疾病，之后苯丙酮尿症的分子机制也被揭示（是由于缺乏苯丙氨酸羟化酶引起），至此，几十年前加罗德的理论得到了认可，这类疾病被称为遗传性酶缺陷或遗传性酶病（hereditary enzymopathy）。1952年，染色体制备和分析的实验技术有了突破，徐道觉（1917—2003）等建立了低渗制片技术，蒋有兴（1919—2001）和艾伯特·利文（Albert Leven）使用秋水仙碱处理细胞从而获得了更多中期细胞分裂象，证实人体

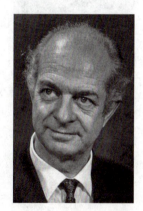

图1-1 莱纳斯·波林

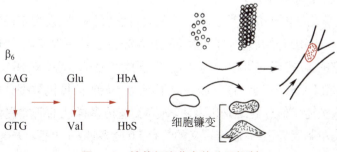

图1-2 镰状细胞贫血的分子机制

细胞染色体数目为46条,标志着细胞遗传学的诞生。之后唐氏综合征(Down syndrome)等多种染色体病的核型被相继确定(图1-3),唐氏综合征是由于多了一条21号染色体,而克氏综合征(Klinefelter Syndrome)的核型为47,XXY。在染色体显带技术出现后,更多由染色体畸变引起的疾病不断被发现和报道。

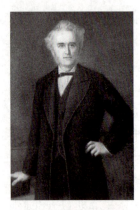

图1-3 第一个报道了唐氏综合征的约翰·朗顿·唐

这一时期也是我国医学遗传学的起步时期。1962年,项维、吴旻(1925—2017)等首先报道了中国人的染色体组型,开始了我国人类细胞遗传学研究的时代。与此同时,我国的科研人员开展了对血红蛋白病和红细胞葡萄糖-6-磷酸脱氢酶缺乏症(G6PD)的实验研究,标志着我国生化遗传学的开始。

20世纪70年代,分子遗传学崛起,将遗传病的研究推向了一个新的阶段,许多遗传病的分子机制得到阐明。基因诊断、产前诊断和基因治疗开始起步。1978年,简悦威(1936—  )用限制性内切酶对DNA进行切割,第1次对镰状细胞贫血成功做出产前诊断。20世纪80年代,凯利·班克斯·穆利斯(Kary Banks Mullis,1944—2019)(图1-4)发明的聚合酶链反应(PCR)技术能在体外实现DNA分子的快速扩增,从而使某些疾病的DNA检测成为临床的常规工作。如今,PCR已成为生命科学领域应用最为广泛的基本技术。我国的医学遗传学在这个时期也有了长足的发展,特别是细胞遗传学。20世纪70年代初,卢惠霖(1900—1997)和他的团队掌握了人类染色体的G显带技术,并建立了一整套的细胞遗传学技术。20世纪80年代后期,我国引进了先进的高分辨显带技术、显微切割及微克隆技术,细胞遗传学进入分子领域。在生化遗传学方面,20世纪80年代,临床遗传学家罗会元诊断、研究并报道了国内多种先天性代谢性疾病和分子病,开展了部分遗传病的基因诊断和产前诊断的研究和实施工作,许多遗传病如进行性假肥大性肌营养不良、苯丙酮尿症、肝豆状核变性、成人型多囊肾都可以通过基因诊断和产前基因诊断得到有效的预防和治疗。

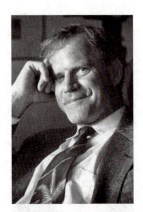

图1-4 PCR发明人凯利·班克斯·穆利斯

1990年,全球范围内研究人类基因组的重大科学项目——人类基因组计划(human genome project,HGP)开始启动,促使医学遗传学发生了革命性变化。HGP由美国、英国和中国等国家的16家研究机构参与,国家生物技术信息中心(NCBI)、欧洲生物信息学研究所(EBI)和UCSC基因组浏览器完成了庞大复杂的计算机数据分析。HGP的整体目标是阐明人类遗传信息的组成和表达,为人类遗传多样性的研究提供基本数据,揭示1万余种人类单基因异常(有临床意义的约有7000多种)和上百种严重危害人类健康的多基因病(如冠心病、高血压病、糖尿病、恶性肿瘤、精神疾病和自身免疫性疾病等)的致病基因或易感基因，建立对各种疾病新的诊治方法，从而推动整个生命科学和医学领域的发展。2000年6月，人类基因组工作草图完成；2003年4月，人类基因组的精细图谱完成；2004年10月，人类基因组的完整序列被公布。人类基因组计划的完成降低了致病基因研究的困难，推动了罕见单基因遗传病致病基因鉴定，2004年后单基因病突变基因的鉴定数量比之前增长了4倍之多。在复杂疾病的研究中，全基因组关联研究（genome-wide association study，GWAS）为全面、系统地研究其遗传因素掀开了新的一页，科学家在多种复杂疾病，如阿尔茨海默病、乳腺癌、糖尿病、冠心病、肺癌、前列腺癌、肥胖、胃癌，开展了大量的GWAS，对其遗传易感基因研究取得了重大成果。我国科学家也在银屑病、精神病和冠心病等方面开展了GWAS研究。

近年来，基于微阵列的结构变异检测以及外显子组和全基因组测序技术成为了研究遗传病的重要手段。高通量测序技术的发展和采用不仅可以发现单个突变，亦可鉴定大型结构重排。随着测序技术的迅速发展，生物信息和大数据科学的结合应用可分析鉴定致病基因变异情况，并对不同种族背景下的人口遗传变异做出分析。这些技术从基础研究扩展到临床应用，推动了对遗传病更早、更快的诊断，同时个体化治疗的精准医学也应运而生。

表1-1 医学遗传学大事记

| 年代 | 里程碑 | 主要贡献者 |
| --- | --- | --- |
| 1839 | 细胞学说 | 马赛厄斯·雅各布·施莱登(Matthias Jakob Schleiden)、西奥多·施旺(Theodor Schwann) |
| 1865 | 遗传定律 | 格雷戈尔·约翰·孟德尔(Gregor Johann Mendel) |
| 1882 | 发现染色体 | 沃尔特·弗莱明(Walther Flemming) |
| 1902 | 发现先天性代谢性疾病 | 阿奇博尔德·爱德华·加罗德(Archibald Edward Garrod) |
| 1903 | 染色体是遗传物质的载体 | 沃尔特·萨顿(Walter Sutton)、西奥多·博韦里(Theodor Boveri) |
| 1944 | 遗传物质的本质DNA | 奥斯瓦尔德·西塞多·埃弗里(Oswald Theodore Avery) |
| 1953 | DNA的双螺旋结构 | 詹姆斯·沃森(James Watson)、弗朗西斯·克里克(Francis Crick) |
| 1956 | 镰状细胞贫血为点突变所致 | 弗农·英格拉姆(Vernon Ingram) |
| 1956 | 人染色体数目应为2n=46 | 蒋有兴、艾伯特·利文(Albert Leven) |
| 1959 | 首例染色体病(Down综合征) | 热罗姆·勒热纳(Jérôme Lejeune) |
| 1960 | 首次产前筛查性别 | 保罗·里斯(Povl Riis)、弗里茨·富克斯(Fritz Fuchs) |
| 1960 | 外周血的染色体分析 | 保罗·悉尼·穆尔黑德(Paul Sidney Moorhead) |
| 1961 | PKU的新生儿筛查 | 罗伯特·格思里(Robert Guthrie) |
| 1961 | X染色体失活现象 | 玛丽·弗朗西丝·莱昂(Mary Frances Lyon) |
| 1961 | 遗传密码 | 马歇尔·沃伦·尼伦伯格(Marshall Warren Nirenberg) |
| 1964 | 产前超声筛查 | 伊恩·唐纳德(Ian Donald) |
| 1966 | 首次产前染色体分析 | 威廉·罗伊·布雷格(William Roy Breg)、马克·斯蒂尔(Mark Steele) |

（续　表）

| 年代 | 里程碑 | 主要贡献者 |
| --- | --- | --- |
| 1966 | 《人类 Mendel 遗传》（MIM）问世 | 维克托·阿尔蒙·麦库西克（Victor Almon McKusick） |
| 1970 | 染色体显带技术 | 卡斯珀松（T. Caspersson） |
| 1975 | DNA 测序技术 | 弗雷德里克·桑格（Frederick Sanger）、沃尔特·吉尔伯特（Walter Gilbert）、艾伦·马克萨姆（Allan Maxam） |
| 1976 | 首次 DNA 诊断 | 简悦威 |
| 1979 | 体外受精技术（试管婴儿） | 帕特里克·斯特普托（Patrick Steptoe）、罗伯特·爱德华兹（Robert Edwards） |
| 1982 | 基因工程生产的胰岛素上市 | 众多学者 |
| 1986 | 发明 PCR 技术 | 凯利·班克斯·穆利斯（Kary Banks Mullis） |
| 1987 | 人类染色体连锁图 | 众多学者 |
| 1987 | OMIM 诞生 | 维克托·阿尔蒙·麦库西克（Victor Almon McKusick） |
| 1990 | 首次基因治疗 | 弗伦奇·安迪生（French Anderson）、迈克尔·布里兹（Michael Blaese） |
| 1990 | 首次成功的 PGD | 艾伦·汉迪赛德（Alan Handyside）、罗伯特·温斯顿（Robert Winston） |
| 2000 | 人类基因组序列的框架图 | 众多学者 |
| 2003 | 人类基因组测序完成 | 人类基因组测序合作、塞莱拉公司 |
| 2007 | 人类基因组 SNP 图谱公布 | 国际人类基因组单体型图计划协作组 |
| 2008 | 拟对 20 个种族或民族的 1 000 多例个体进行基因组测序的千人计划开始实施 | 国际千人基因组计划 |
| 2010 | 人类可遗传的变异大全出版（可能涉及了 95%） | 国际千人基因组计划 |

引自：左伋. 医学遗传学[M]. 7 版. 北京：人民卫生出版社，2018.

## 三、专业知识

### （一）医学遗传学的任务和范畴

医学遗传学是用人类遗传学的理论和方法来研究遗传病从亲代传递至子代的特点和规律、起源和发生、病理机制、病变过程及其与临床关系（包括诊断、治疗和预防）的一门综合性学科。医学遗传学是一门由"遗传病"这一纽带把遗传学和医学结合起来的边缘学科。

### （二）人类基因组的相关知识

基因（gene）是细胞内遗传物质的结构和功能单位。人类基因组有 20 000～22 000 个基因。与蛋白质合成有关的基因序列占整个基因组序列的 1% 左右；4% 为基因调控序列和 RNA 基因序列；20% 为内含子、基因非翻译区序列以及假基因；75% 为基因外（extragenic）序列。

### 四、融入的思政教育元素

简要了解医学遗传学和中国医学遗传学的发展历史。通过介绍医学遗传学和中国医学遗传学的发展历史,让学生了解本课程在医学领域的重要地位和作用,增强学生对医学遗传学课程的学习热情。

**融入:** 本课程绪论部分,讲授医学遗传学的任务和范畴时,介绍医学遗传学发展简史,并可引导学生课后查阅和学习其中的相关故事。学习人类基因、基因组和基因表达调控知识的同时,介绍人类基因组计划带来的医学遗传学学科发展的飞跃,和近年来各种科学技术革命性的突破对医学和医学遗传学的作用和影响。

(刘 雯)

### 参考文献

1. 左伋.医学遗传学[M].7版.北京:人民卫生出版社,2018.
2. CLAUSSNITZER M,CHO J H,COLLINS R,et al. A brief history of human disease genetics[J]. Nature,2020,577(7789):179-189.

# 第二篇

事件篇

# 第二章 遗传学原理的基本演绎

## 一、教学目标

### (一) 教学目标

掌握单基因遗传病的定义及主要遗传方式,掌握常染色体单基因遗传病(常染色体显性遗传、常染色体隐性遗传)的遗传特点。根据孟德尔定律估计子代发病风险,熟悉系谱分析的符号及方法,掌握系谱绘制和系谱分析的方法。

### (二) 思政目标

孟德尔遗传定律奠定了遗传学的基本原理,作为一名牧师而非科学家的孟德尔,从事植物杂交实验完全出于自身的兴趣与好奇,教学过程中,鼓励学生注重自身科研兴趣的培养。遗传学基本原理是孟德尔通过8年的实验研究获得大量的实验数据基础上归纳总结而提出的,正是孟德尔在科学研究中勤奋、努力,让其成为了实至名归的"遗传学之父",学生在学习过程中应该明确科学研究需要脚踏实地。科学研究同样需要循序渐进,孟德尔在研究豌豆性状时,先从单一性状入手,然后从单因素到多因素,这样才能有更好的对照。科研需要多方面知识的综合运用,如果孟德尔没有运用数学知识对数据进行统计分析,就无法很好的归纳出其中的一般规律。医学遗传学基本原理的再发现提示科学理论的发现是有其必然规律的,鼓励学生要树立科学研究的信心,只要研究目标合理、方法正确,研究结果最终会被验证和承认的。

## 二、案例

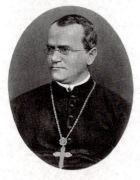

图2-1 格雷戈尔·约翰·孟德尔

1865年,格雷戈尔·约翰·孟德尔(Gregor Johann Mendel,1822—1884)(图2-1)在奥地利布尔诺自然历史学会(Natural History Society of Brno)召开的两次会议上宣读了自己关于植物杂交实验的研究成果,并于1866年在该学会的会刊上发表了"植物杂交实验"的论文。然而孟德尔的发现超越了时代,不为当时的人们所理解。直至30年后,3位植物遗传学家证实了孟德尔的结论,使得遗传学迅速发展。1965年,在捷克布尔诺摩拉维亚镇的一座教堂里,举行一次盛大的纪念会,隆重纪念为遗传学奠定了基础的伟大生物学家孟德尔,与会者是应捷克科学院邀请而来的各国著名的遗传学家。

1822年,孟德尔出生于美丽的奥地利摩亚维亚的海因申多夫村(Heinzendorf bei Odrau),这里到处种植着花卉、果树和蔬菜。孟德尔家境贫寒,从小就跟着父母下地干活,自幼便喜欢观察自然现象。因为家境贫寒,孟德尔的整个小学生涯是在半饥半饱中度过的。中学毕业之后,靠着姐姐的嫁妆费,他才艰难就读于奥洛穆茨大学(University of Olomouc)的哲学系,期间还因病休学了1年。大学毕业后,21岁的孟德尔听从了老师的建议,进入圣托马斯修道院当修士,几年后,被授予牧师职位。

当时修道院有大学教授纳普(Napp)主教、植物学家塞勒(A. Thaler)和克拉塞尔(Klacel)神父,在他们的影响下,孟德尔对自然科学更加热爱,开始尝试植物杂交实验。29岁时,孟德尔赴维也纳大学学习,学习了植物生理学、数学和物理学等课程,不仅受到了科学研究的基本训练,还掌握了数理统计和概率论的基础知识。

好学勤奋和充满进取精神的孟德尔在修道院的花园里开始了动植物杂交的研究工作,他种植了豌豆、南瓜、紫茉莉、山柳菊、草莓和玉米等植物,并饲养了蜜蜂和家鼠。实验材料的选择是科研成功的重要因素,豌豆(pisum sativum)既能自花授粉,又能异花授粉,较易人为控制,是孟德尔杂交实验取得成功的一个关键因素。

孟德尔选用了22个豌豆品种,按种子的外形是圆的还是皱的,子叶是黄的还是绿的等特征,把豌豆分成7对相对的性状。然后,按每一对相对性状和两对相对性状,分别进行杂交实验,得到了以下结果:①一对相对性状的杂交实验。通过人工授粉使高茎豌豆与矮茎豌豆互相杂交。第1代杂种(子1代,F1)全为高茎。再通过自花授粉(自交)使F1杂种产生后代,结果子2代(F2)豌豆中3/4为高茎,1/4为矮茎,比例为3∶1。孟德尔对所选的其他6对相对性状也一一地进行了类似的杂交实验,结果F2都得到了性状分离3∶1的比例。②两对相对性状的杂交实验。用有两对相对性状的豌豆所做的杂交实验显示,黄圆种子的豌豆同绿皱种子的豌豆杂交之后,F1都是黄圆种子;F1自花授粉所产生的F2,则出现了4种类型的种子。在556粒种子里,黄圆、绿圆、黄皱、绿皱种子之间的比例为9∶3∶3∶1。通过实验,孟德尔天才地演绎出了遗传学的基本原理:分离定律(law of segregation)和自由组合定律(law of independent assortment)。

孟德尔假定,高茎豌豆的茎之所以是高的,是因为受一种高茎遗传因子(DD)的控制,而矮茎豌豆的矮茎受一种矮茎遗传因子(dd)的控制。杂交之后,F1的遗传因子为Dd。由于D为显性因子,d为隐性因子,故F1都表现为高茎(图2-2A)。F1自交之后,雌、雄配子的D、d是随机组合的,故F2在理论上应有大体相同数量的4种结合类型:DD、Dd、dD和dd。由于显、隐性关系,于是形成了高、矮3∶1的观察比例(图2-2B)。因此,不同遗传因子虽然在细胞内是互相结合的,但并不互相掺混,是各自独立且可以互相分离的。后人把这一发现称为分离定律(图2-2)。

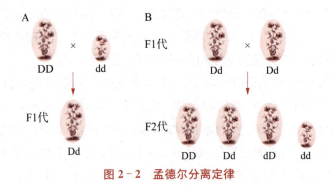

图 2-2　孟德尔分离定律

对于有两种相对性状的豌豆之间的杂交,也可以用上述原理进行阐释。设黄圆种子的遗传因子为 $YY$ 和 $RR$,绿皱种子的遗传因子为 $yy$ 和 $rr$。两种配子杂交之后,F1 为 $YyRr$,由于 $Y$、$R$ 为显性,$y$、$r$ 为隐性,故 F1 种子均表现为黄圆。F1 自交之后,F2 将出现 16 种个体,9 种遗传因子类型。由于存在显性、隐性的关系,外表上看应该有 4 种种子的类型:黄圆、绿圆、黄皱、绿皱,其比例为 9∶3∶3∶1(图 2-3)。据此,孟德尔认为,植物在杂交中不同遗传因子的组合遵从排列组合定律。后人把这一发现称为自由组合定律。

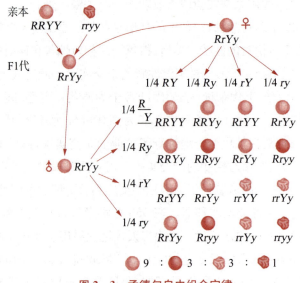

图 2-3　孟德尔自由组合定律

用豌豆作为实验材料是孟德尔杂交实验成功的重要因素,然而除了孟德尔,当时还有很多科学家用豌豆作为研究对象,但是都没有获得系统的结论。孟德尔的成功不仅在于研究过程中他能够首先对单独性状进行分析,去除其他性状的干扰,具有很好的科研素养;而且他用数理统计的科学方法精确分析了实验数据。自 1856 年开始,孟德尔通过孜孜不倦的工作,得出了上述 2 个遗传学定律并撰写成题为"植物杂交实验"的论文,奠定了遗传学的基础。

然而孟德尔杰出的工作在当时并没有被认可,甚至有科学家认为他提出的理论"只是依靠经验"得来的,并不可信。孟德尔的晚年是比较凄惨的,生活上入不敷出,也没有妻儿相伴,科研成果不被认可且遭受种种威胁。孟德尔身体每况愈下,1884年1月6日,他因患肾炎并发心脏病而与世长辞,享年仅62岁。当人们追悼这位孤苦老人时,谁也没有想到他的理论将给人类科学史带来翻天覆地的变化。

然而就像孟德尔晚年对好友所说的:"My scientific work brought me much satisfaction, and I am sure it will soon be recognized by the whole world。"1900年,荷兰的雨果·德·弗里斯(Hugo de Vries)、德国的卡尔·科伦斯(Carl Correns)和奥地利的丘歇马克(E. Tschermak)3位科学家(图2-4)独立的研究工作几乎同时重现了孟德尔的发现。也在这一年,3位科学家也都发现了孟德尔的论文"植物杂交实验",他们清楚地意识到,自己的实验研究内容早在35年前就由孟德尔做过了。3位科学家一致认为孟德尔是发现"分离定律"和"自由组合定律"的第一人,他们的工作只是对孟德尔定律的验证和补充,这正是科学家高尚、谦虚而诚实的美德。这也是遗传史上著名的"孟德尔定律再发现"事件。因此,在被忽视、遗忘和埋没长达35年之后,孟德尔为遗传学奠定了基础的、具有划时代意义的发现重新出现在人们的视野中。

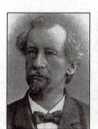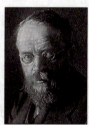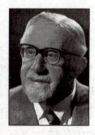

**图2-4 弗里斯(左)、科伦斯(中)和丘歇马克(右)**

为什么孟德尔的科学发现被埋没了30多年?原因可能有很多:孟德尔提出遗传基本定律时,同时代的科学家没有相应的知识基础,很难认同孟德尔的观点。抑或孟德尔的论文发表时,正值达尔文(1809—1882)的巨著《物种起源》发表的第7年,这期间各国的生物学家都把兴趣转移到了生物进化的研究上,而物种杂交的科学问题自然就不成为人们关注的中心问题了。而且由于历史条件的限制,当时的学术资料尚不能得到广泛交流,这也是造成这一悲剧的原因。例如,对物种杂交研究搜集资料较多的达尔文,并没有读到过孟德尔的论文。虽然有人认为,即使达尔文看到了孟德尔的成果,也不一定能够充分认识到其研究工作的重要意义。了解孟德尔工作的俄国著名古植物学家伊凡·费多罗维奇·施马尔豪森(Ivan Fedorovich Schmalhausen,1849—1894),本来在自己的学位论文的"历史部分"加了一个附注,正确地评价了孟德尔的研究工作,但遗憾的是,1875年《植物区系》杂志在发表他的论文译本时,删除了这一条附注。这样,无形中又减少了后人了解孟德尔工作的机会。加之,孟德尔发表他的新发现时,不过是一名普通的修道院修士,在专业学者的眼里,孟德尔绝对称不上是一名地道的生物学工作者,因为他既没有生物学专业的学历,也没有博士、教授的头衔。因此,他具有挑战性的科学发现自然不易被人们所相信和接受。可能还有很多其他原因使得孟德尔定律当时不为人们所认可,虽然于孟德尔本人、于遗传学的发展都是一种遗憾,但是我们应该从中得到更多的启示和借鉴,避免类似的事件再次发生。

今天,孟德尔在科学史上的地位及其光辉业绩早已得到公认,他当之无愧地被尊称为"经典遗传学(Classical Genetics)之父"。以孟德尔定律为基础的遗传学学科也已取得辉煌的研究成果,成为当今自然科学中发展最为迅猛、变化最为剧烈的自然科学分支。遗传学基本原理的演绎及再发现启示我们,科学理论的价值得到同行的理解和社会的认可并不是件易事。传统观念作为人们认识世界的一种惯性,对于保持人类认识的连续性和稳定性通常具有积极的意义,但对于科学创新来说,则是一个大敌。因此,医学生要时刻提醒自己,在科学上不要被传统观念束缚手脚,要时刻牢记一个平凡的真理:科学的生命在于创新,科学的胜利在于打破传统观念;同时也要认识到,发现科学的新突破和使新突破得到公认都需要经过艰难的奋斗历程,没有什么是一蹴而就的。

## 三、专业知识

单基因遗传病(monogenic disease, single-gene disorder),简称单基因病,是由一对等位基因控制而发生的遗传病,这对等位基因称为主基因(major gene)。单基因遗传病可分为核基因的遗传和线粒体基因的遗传,后者属于细胞质遗传。核基因遗传的单基因遗传病在上下代之间的传递遵循孟德尔定律,因此也称为孟德尔遗传病,根据致病主基因所在染色体和等位基因间显隐关系的不同,包括5种遗传方式:①常染色体显性遗传;②常染色体隐性遗传;③X连锁显性遗传;④X连锁隐性遗传;⑤Y连锁遗传。不同的遗传方式具有不同的遗传特点。

经典的孟德尔遗传学研究主要是通过杂交实验统计由不同亲代杂交产生后代的数目和性状,以此来进行判断和分析。研究人类性状的遗传规律不能采用杂交实验的方法,只能对具有某种性状的家系成员进行观察,并分析该性状在家系后代中分离或传递的方式,这种方法称为系谱分析(pedigree analysis)。

孟德尔定律主要是指基因的分离定律和自由组合定律。基因的分离定律是指在杂合子细胞中,位于一对同源染色体上的等位基因具有一定的独立性;当细胞进行减数分裂时,等位基因会随着同源染色体的分离而分开,分别进入两个配子当中,独立地随配子遗传给后代。基因的自由组合定律是指具有两对(或更多对)相对性状的亲本进行杂交时,一对等位基因与另一对等位基因的分离与组合互不干扰,各自独立地分配到配子中。

## 四、融入的思政教育元素

### （一）科研兴趣的培养

孟德尔遗传定律奠定了遗传学的基本原理，作为一名牧师而非科学家的孟德尔从事的植物杂交实验完全出于自身的兴趣与好奇。教学过程中，鼓励学生注重自身科研兴趣的培养。

**融入：**通过讲述遗传学基本原理演绎的故事，针对孟德尔及其归纳的遗传定律对医学生科学研究的启示，组织学生进行课堂分组讨论。

### （二）科学研究要有坚持不懈的精神

孟德尔的杂交实验并非多么高深，也不需要高大上的实验仪器。豌豆杂交实验杂交一代需要一年的时间，要在成千上万株豌豆中记录所筛选的性状需要的是足够的耐心和细心，而孟德尔坚持了8年，正是这种勤奋努力和坚持不懈的科学精神让其成为了实至名归的"遗传学之父"，鼓励学生在今后的科研工作中，脚踏实地、不可浮躁，坚持不懈的努力，最终必将有收获。

**融入：**通过讲述遗传学基本原理演绎的故事，针对孟德尔及其归纳的遗传定律对医学生科学研究的启示，组织学生进行课堂分组讨论。

### （三）正确、科学的方法能让研究工作事半功倍

仅仅有科研兴趣和坚持不懈的科学精神也并不能促成孟德尔遗传定律的发现，对的方法往往能使工作事半功倍，科学研究也是一样。孟德尔在维也纳大学学习期间，不仅受到了科学研究的基本训练，还掌握了数理统计和概率论的基础知识，这为他最终归纳出遗传学的基本定律奠定了基础。在材料的选择上，孟德尔选择自花授粉和异花授粉的豌豆，最大可能减少其他因素对实验的干扰；在研究豌豆性状时，挑选有差异明显且稳定的性状，先从单一性状入手，然后从单因素到多因素，循序渐进。如果仅仅记录了一大堆的实验结果，却不能从中得出相应的结论也是毫无意义的。孟德尔运用数学知识，对数据进行统计分析，很好的归纳出其中的一般规律。提示学生，科学研究需要多方面知识的综合运用，学习的宽度也将决定未来科研的广度与深度。

**融入：**通过讲述遗传学基本原理演绎的故事，针对孟德尔及其归纳的遗传定律对医学生科学研究的启示，组织学生进行课堂分组讨论。

### （四）要树立科学研究的信心

3位科学家在孟德尔定律提出35年后，通过各自独立的研究工作几乎同时重现了孟德尔的发现，提示科学的发现不是特定属于某一位科学家的。随着科学的发展，终会有人提出或发现相同理论和技术。鼓励学生要有科学研究的信心，只要研究目标合理，方法得当，一定会有所收获。

**融入**：讲述孟德尔定律再发现的故事，并组织学生进行课堂分组讨论从中获得的启示。

（杨　玲）

## 参考文献

1. 傅松滨. 医学生物学学习指导与习题集[M]. 北京：人民卫生出版社，2018.
2. 任本命. 纪念孟德尔遗传定律重新发现100周年[J]. 西安联合大学学报，2000，3(4)：5-6.
3. 于祺明. 孟德尔为什么能发现遗传定律[J]. 科学与无神论，2014，(04)：43-48.
4. 张咸宁，杨玲. 医学遗传学学习指导与习题集[M]. 北京：人民卫生出版社，2018.

# 第三章 摩尔根定律

## 一、教学目标

### (一) 教学目标

掌握 X 连锁显性遗传、X 连锁隐性遗传和 Y 连锁遗传的遗传特点和遗传规律,估计子代发病风险的方法。

### (二) 思政目标

科学的进步和发展是建立在科学家对前人的结论不断论证、不断质疑的基础上。对于托马斯·亨特·摩尔根(Thomas Hunt Morgan,1866—1945)(图 3-1)而言,实验结果是检验真理的唯一标准,因此摩尔根从开始对孟德尔定律的不认可,到后来成为孟德尔遗传理论的坚定支持者,都是建立在事实基础上的。鼓励学生要有严谨的科学态度和实事求是的科学精神,在学习科学理论的同时,要有一定的批判性思维、不要盲从、不惧权威。摩尔根热爱科学,勤奋努力,还培养了很多优秀人才,和自己的学生一起使遗传学有了迅速的发展,鼓励学生培养自己的科研兴趣,对未知世界充满好奇心和求知欲。而发现摩尔根定律在内的很多实验都是从失败中总结经验教训,鼓励学生要潜心做实验,具备锲而不舍的科研精神。

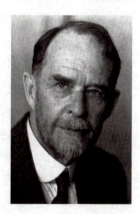

图 3-1 托马斯·亨特·摩尔根

## 二、案例

在孟德尔的遗传原理被人们认可之后,遗传学相关的名词、概念和方法不断出现,遗传相关杂志也应运而生,遗传学成为了一门单独的学科。科学家也提出了染色体是遗传物质基础的假说,并使用基因代替了孟德尔的遗传因子(genetic factor)。然而直至 1910 年前,染色体与遗传过程间并没有建立明确的联系。这期间也不乏质疑孟德尔定律的科学家,其中就包括摩尔根。

摩尔根出生于美国肯塔基州列克辛顿的名门望族。他从小就很喜欢观察大自然的动植物、收集动植物标本和化石,是个小小的"博物学家"。少年时期的摩尔根在肯塔基州立学院预科学习2年后,升入本科,攻读动物学。1886年,获得学士学位后,摩尔根考入霍普金斯大学的研究生院,师从著名形态学家威廉·基思·布鲁克斯(William Keith Brooks),系统学习了普通生物学、解剖学、生理学、形态学和胚胎学等课程,最终获得了霍普金斯大学博士学位。

  随后,摩尔根到意大利的那不勒斯(Naples)动物实验站学习了实验胚胎学。摩尔根在那不勒斯不仅学到了新的知识,而且更重要的是那里汇集了多种思想流派,有着浓厚的学术氛围,能接触到当代最优秀的成果。摩尔根写道:"在那不勒斯动物站,没有一个人不受感动,没有一个人不在思想的交锋和批判中大获裨益。"这段学习经历让摩尔根更注重实验研究。

  回到美国后,摩尔根先在布林茅尔(Bryn Mawr)女子学院任教,从事实验胚胎学和再生问题的研究。1904年,受到细胞学权威威尔森(E. B. Wilson,1856—1939)的邀请,摩尔根来到哥伦比亚大学动物系工作,并开始了自己的遗传学研究。摩尔根兴趣广泛,曾用鱼类、两栖类等动物研究分类、发育和再生等问题。摩尔根最初并不相信孟德尔的遗传定律和研究方法,对染色体是遗传物质的假说也持怀疑态度。摩尔根认为,在孟德尔的研究中,事实被解释为因子(factor),当一个因子无法解释时,就会有两个甚至多个因子进行解释,所有的理论基于解释,并不是以实验结果为证据的。摩尔根还认为孟德尔定律适用于豌豆,但是并没有证据证明其适用于动物;且孟德尔的显性和隐性理论无法解释性别的传递比例,群体中性别一般是以1∶1的比例遗传,那到底哪个性别因子是显性的,哪个是隐性的,似乎并没有办法说明;孟德尔定律也无法解释很多子代性状常表现出介于显性和隐性的过渡状态。总之,由于没有证据证明存在孟德尔假设的"遗传因子",摩尔根认为孟德尔的理论缺乏实验证据。

  其实摩尔根的质疑,并非是由于他的局限所导致,而是他具有严谨的科学态度和实事求是的科学精神。他不惧权威,一切需要用实验结果说话。摩尔根曾用老鼠做遗传学实验,经常抓突变的老鼠,并发表过老鼠毛色遗传与环境影响的文章,然而实验结果无法完全证实孟德尔定律。直到1909年,摩尔根开始选择黑腹果蝇(drosophila melanogaster)为实验材料,他的遗传学工作出现了突破性进展。果蝇作为实验材料,具有很多的研究优势:果蝇很容易被找到,非常容易饲养,繁殖力强,成长周期短,从卵到羽化为成虫只需要5天的时间,且有易于识别的遗传性状,同时果蝇细胞内的染色体很简单,只有4对8条。

  摩尔根进行果蝇研究的目的其实并非为了验证孟德尔的理论,最初的目的是为了推翻达尔文的随机、微小、连续变异后的自然选择,期望在果蝇中寻找大量突变期,从而推翻这种连续变异的观点。为此,摩尔根和他的学生在饲养果蝇的同时,给果蝇各种处理,如黑暗饲养、X线照射、不同温度饲养、加糖、加盐、加酸、加碱和剥夺果蝇睡眠等,目的就是为了诱发果蝇的突变。然而大多数实验无疾而终。例如,摩尔根曾经为了让果蝇视力萎缩,在黑暗的环境下饲养果蝇,然而经过几十代的培养,也没有获得一只眼睛萎缩或移位的品种。像这样花费大量时间最终失败的实验不计其数,摩尔根曾自嘲,说自己做的实验分3类,第1类是愚蠢的实验;第2类是蠢得要命的实验;第3类是比前两类更蠢的实验。而不断的尝试,在失败中总结经验教训,正是科学研究所必需的锲而不舍精神的体现。任何实验都不是一帆风顺的,医学生要有潜心做实验,迎接失败,在失败中吸取经验教训的科学素养。

正是这种锲而不舍的科研精神,让摩尔根的实验研究最终守得云开见月明。1910年,摩尔根通过显微镜观察,在众多野生型的红眼果蝇中发现了一只雄性白眼果蝇。摩尔根如获至宝,对这只雄性白眼果蝇悉心照顾。摩尔根把这个雄性的白眼果蝇和野生的未交配过的雌性红眼果蝇进行交配,对获得的F1进行观察,结果发现有1 237个是红眼果蝇。这样的结果非常符合显性/隐性遗传模式(dominant/recessive inheritance pattern),即果蝇眼睛的红色相对白色是显性。随后摩尔根将这些F1红眼果蝇进行雌雄配对后,获得F2果蝇,观察发现其中红眼果蝇共3 470只,白眼果蝇782只,红眼果蝇和白眼果蝇的比例基本接近3∶1。实验结果提示,果蝇眼睛颜色的遗传符合孟德尔定律。摩尔根竟然在无意中证实了孟德尔定律,这使得他从孟德尔遗传理论的质疑者成为了该理论的支持者。

而当摩尔根仔细观察F2果蝇时,发现红眼果蝇中有2 459只是雌蝇,1 011只是雄蝇,而782只白眼果蝇全部都是雄蝇。摩尔根认真思索了这个有趣的现象,就是全部的白眼果蝇都是雄性,于是认为白眼性状的遗传可能与性别遗传相关。因此,摩尔根提出了新的疑问,是否白眼只存在于雄性果蝇?在实验数据面前,摩尔根很快采用了孟德尔的推理以及实验设计,并使用了性染色体、杂合体等名词概念。当时人们对果蝇性别的认识是,4对染色体中,有一对是决定性别的(一个为X染色体,一个为Y染色体)。为此摩尔根做出了几种假设,其中比较合理的是,决定白眼的基因w位于X染色体上,而Y染色体上没有相应的等位基因(后来的研究证实果蝇的性别由X染色体和常染色体数目的比率决定,Y染色体在果蝇性别决定中不起作用,仅是雄性可育的一个必要因素)。由于w是隐性基因,而决定红眼的基因为显性(W),所以白眼果蝇与红眼果蝇杂交形成的F1为杂合子,无论雌雄都是红眼果蝇(图3-2)。同时摩尔根还通过测交和回交实验证实了上述假设。

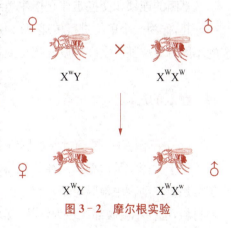

图3-2 摩尔根实验

摩尔根把这种决定眼睛白色的因子跟随X染色体遗传的现象称为连锁。紧接着,摩尔根研究发现了更多与性连锁相关的性状,如残翅(rudimentary)、黄体(yellow)等。1911年,摩尔根发表论文提出基因连锁,认为同一个染色体上的基因在遗传上会相连,而在不同染色体上的基因在传代时会分离。与此同时,摩尔根实验室的研究还发现,决定残翅的因子和白眼因子一样与 X 染色体的遗传连锁，这样理论上这两个性状只有两种类型，即白眼残翅和红眼正常翅，但实际中还出现了白眼正常翅和红眼残翅的类型。进一步的实验研究和理论分析后，摩尔根提出了染色体会发生断裂，会和另一条染色体互换部分基因，当两个基因在染色体上的位置越远，出现变化的可能性就越大，染色体交换基因的频率就越大。这就是互换定律。

摩尔根实验室将发现的多个基因分成 4 个相连锁的组，对应于果蝇的 4 套染色体，最终用染色体学说解释了孟德尔的遗传原理，并通过实验和理论发展奠定了现代遗传学的基础。摩尔根的连锁与互换定律和孟德尔的分离定律、自由组合定律一起，被称为遗传学三大定律。摩尔根也于 1933 年被授予诺贝尔奖，摩尔根和他的学生为遗传学的发展做出了重要贡献。

### 三、专业知识

由性染色体上的基因所决定的性状在群体分布上存在着明显的性别差异。如果决定一种遗传病的致病基因位于 X 染色体上，带有致病基因的女性杂合子即可发病，称为 X 连锁显性(X-linked dominant，XD)遗传病。

男性只有一条 X 染色体，其 X 染色体上的基因不是成对存在的，在 Y 染色体上缺少相对应的等位基因，故称为半合子(hemizygote)，其 X 染色体上的基因都可表现出相应的性状或疾病。男性的 X 染色体及其连锁的基因只能从母亲传来，将来又只能传递给女儿，一般不存在男性-男性的传递，这种传递方式称为交叉遗传(criss-cross inheritance)。

基因的连锁和交换定律是指生殖细胞形成过程中，位于同一染色体上的基因是连锁在一起，作为一个单位进行传递，称为连锁定律。在生殖细胞形成时，一对同源染色体上的不同对等位基因之间可以发生交换，称为交换定律。

### 四、融入的思政教育元素

#### (一) 不惧权威，要有批判性思维

由于孟德尔及孟德尔定律的重新发现者都是以植物为材料进行杂交研究，所以当摩尔根想要在动物中检验孟德尔定律的真实性时，并未获得预期结果。摩尔根用小鼠为实验材料，选择小鼠腹部颜色为性状，然后进行杂交，结果后代的特征常常是双亲特征的混合，并不符合孟德尔定律。因此摩尔根对孟德尔定律的普遍性产生了怀疑，甚至在公开的场合挖苦孟德尔通过数字统计结果、推理提出理论的方法，称之为"高级杂耍"。而摩尔根之所以质疑孟德尔定律，是基于他的实验结果。但是，当摩尔根通过实验验证了孟德尔定律的正确性后，他就成为孟德尔坚定的支持者。因此，不惧权威，保留批判性思

维,不断质疑、不断论证,科学才能沿着正确的方向发展。

**融入:** 采用学生课前查阅相关文献、资料,根据查阅的资料在课堂上进行分组演讲和讨论。

### (二) 实事求是的科学态度

当摩尔根对孟德尔定律产生怀疑时,并没有仅仅停留在质疑,而是想要用实验来说明问题。而当自己的实验结果反而验证了自己质疑的结论时,摩尔根能够放弃自己的观点,接受和支持科学的观点,从孟德尔理论的怀疑者迅速变成了这个理论热情的支持者,并根据实验结果,在孟德尔定律的基础上提出了基因的连锁和交换定律。此外,摩尔根和他的学生们还研究遗传因子(基因)和染色体之间的关系,确定了基因存在于染色体上。不盲从于传统理论,而是在通过自己的实验验证孟德尔定律的正确性后,实事求是的宣传他的理论,并以自己的科学成果证实、丰富和发展了孟德尔的遗传学说,使得现代遗传学有了迅猛的发展。这种实事求是的科学态度是科学研究所必须的。

**融入:** 采用学生课前查阅相关文献、资料,由同学讲述摩尔根定律发现的曲折故事,同时组织学生进行课堂讨论。让学生思考,假如他们处于摩尔根的环境,是否会相信孟德尔定律,自己又将会怎么做?

(杨 玲)

## 参考文献

1. 傅松滨. 医学生物学学习指导与习题集[M]. 北京:人民卫生出版社,2018.
2. 龙秋月,赵辉. 基于科学史的摩尔根果蝇杂交实验再探究[J]. 中学生物教学,2019,317(23):39-42.
3. 饶毅. 摩尔根与遗传学:研究与教育[J]. 中国科学:生命科学,2013,43(5):440-446.
4. 肖玲,吴志强,宋树宿,等. 遗传学巨星——摩尔根[J]. 生命世界,2018,(12):76-81.
5. 张咸宁,杨玲. 医学遗传学学习指导与习题集[M]. 北京:人民卫生出版社,2018.

## 第四章　为什么排出了黑色的尿

## 一、教学目标

### （一）教学目标

掌握先天性代谢性疾病的概念和共同规律。熟悉几种典型先天性代谢性疾病的临床表现、分子机制、遗传特征、预防和治疗方法。

### （二）思政目标

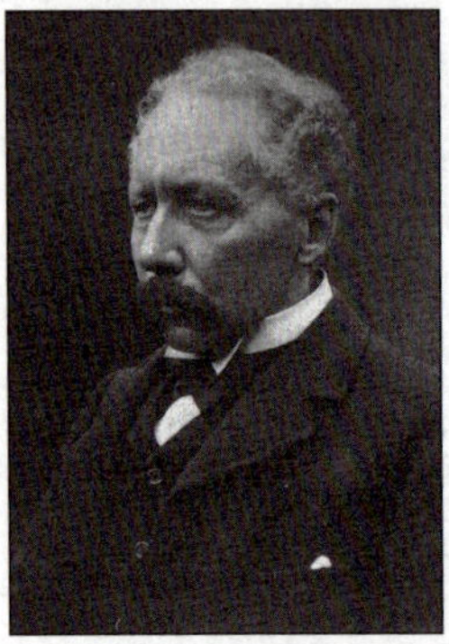

了解阿奇博尔德·爱德华·加罗德（Archibald Edward Garrod，1857—1936）在临床遇到尿黑酸尿症的患者后，敏锐地察觉到虽然尿黑酸尿症的发病率很低，但总是可以在家系中找到 1 例以上的患者，且多是兄弟姐妹同时患病，为此加罗德针对该病的发病规律展开进一步的研究。鼓励学生在学习和今后的临床工作中，多观察、多思考，提出好的科学问题。加罗德是一名临床医生，当他意识到所观察到的尿黑酸尿症的发病规律并不是一个随机事件时，于是向剑桥大学遗传学专家威廉·贝特森（William Bateson，1861—1926）（图 4-1）请教和探讨。正是这种跨学科的交流，使尿黑酸尿症成为了首例被发现的人类隐性遗传病，而加罗德也成为了"先天性代谢缺陷之父"。在现代科学分支越来越细的情况下，鼓励医学生在科学研究中碰到问题时，要积极地进行学术交流，特别是跨学科、跨领域的交流。

**图 4-1　威廉·贝特森**

## 二、案例

英国伦敦圣巴塞罗缪医院（St. Bartholomew's Hospital）著名的内科医生加罗德（图 4-2）在临床工作中发现了一种疾病，患者刚排出的尿颜色正常，放置后会迅速转为黑色。根据患者的临床表现和检查，加罗德判断这种疾病是 1892 年被首次报道的尿黑酸尿症（alkaptonuria）。尿黑酸尿症的患者由于尿液异常，在婴儿期时，尿布上会有特殊的颜色，所以很容易被发现。

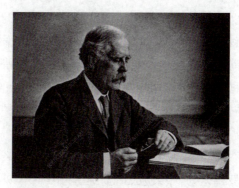

图 4-2　阿奇博尔德·爱德华·加罗德

　　为什么会排出黑色的尿呢？进一步的研究发现尿黑酸尿症患者排出的尿之所以会转为黑色，是因为其中含有大量的尿黑酸（即 2,5-二羟苯乙酸），每天的排出量能有几克。而尿黑酸在正常人的尿液中并不存在。除了尿液异常外，尿黑酸尿症患者的身体一般都比较健康，只是在年老时容易罹患褐黄病和关节炎。尿黑酸的量会随着尿黑酸尿症患者进食蛋白质的增多而升高。加罗德通过临床摄食试验进一步发现尿黑酸的排泄也会由于摄食苯丙氨酸和酪氨酸的某些衍生物而增高。因此，他提出尿黑酸是苯丙氨酸和酪氨酸的正常代谢产物，生理情况下它们会通过进一步代谢而生成其他产物，并最终被排出体外；而尿黑酸尿症患者由于身体的某种异常，导致尿黑酸不能被进一步代谢，在肝细胞中积聚起来，进入循环系统，然后大量累积在尿液中。

　　为什么会出现这种代谢阻断的现象呢？加罗德开始了更深入的调查研究，通过家族史的询问，他发现了一个奇怪的现象，虽然尿黑酸尿症的发病率很低，但总是可以在家系中找到 1 例以上的患者，往往是兄弟姐妹同时患病，而患者的双亲、子代及其他亲属却正常。更让人费解的是，在同时期英国堂表亲婚配率并不高的情况下，患者的双亲却往往具有堂表亲的关系，而家族中却并没有患该病的记录。1901 年，加罗德在伦敦皇家医学与外科学会上就观察的 4 个家系共 11 人患尿黑酸尿症的现象进行了报告。11 例患者中，有 3 例患者的双亲为堂表亲。随后的研究中，加罗德再次发现在 10 个患病家系中有 6 个家系中患者的双亲是堂表亲。加罗德意识到这一定不是一个随机事件，于是向剑桥大学教授、时任英国遗传学会主席的贝特森请教。加罗德的幸运之处就在于，他请教的贝特森是孟德尔定律的坚定捍卫者。孟德尔定律再发现之后，还是有很多人对这种遗传的基本原理持怀疑态度，甚至否认、诋毁孟德尔定律的可靠性。贝特森出版了《孟德尔遗传原理：一个回击》，拉开了捍卫孟德尔定律的序幕。他和其他科学家通过一系列杂交实验证实孟德尔定律的正确性，并创造了一系列专门的术语和符号解释孟德尔的遗传理论，有些是我们现在熟悉的纯合子（homozygote）、杂合子（heterozygote）、F1 和 F2 等，使人们更容易接受和理解孟德尔定律。因此贝特森告诉加罗德，他在尿黑酸尿症中所观察到的现象可以用孟德尔理论加以解释，尿黑酸尿症的传递方式与隐性遗传相符。于是

1902年，加罗德在《柳叶刀》上发表了"尿黑酸尿症的发病率：关于化学个体性的研究"一文，文中引用了同年贝特森在皇家学会进化委员会报告中的一段话："我们注意到，堂表亲婚配恰恰提供了最可能的条件使一种罕见、常常是隐性的性状得以表现。若带有这样一种配子的人与不带这种配子的人婚配，这种特性几乎不出现；但堂表亲常常是相同配子的携带者，在这样的结合中，相同的配子可能相遇，从而导致在合子中表现出这种特殊的隐性性状。"

加罗德随后又在17个家系中发现在8个家系中患者的双亲是堂表亲。通过临床观察、实验研究和分析，加罗德认为，如果尿黑酸尿症是由一个罕见的孟德尔因子（即基因）所决定的，则分析和预测这些家系就会出现上述情况，即尿黑酸尿症的遗传方式符合隐性遗传的规律，患病个体是致病因子的纯合子。因而加罗德非常肯定尿黑酸尿症绝非由致病菌引起，也非因某种一般功能偶然失调所导致，而是由一种纯合异常的孟德尔因子导致某种酶的先天性缺乏引起的。加罗德认为，虽然尿黑酸尿症最显著的临床表现是尿黑酸尿，但可能还存在更多的代谢紊乱。

除了尿黑酸尿症，加罗德在临床工作中还发现白化病、胱氨酸尿症和戊糖尿症这3种与代谢相关的疾病。这些疾病都有一些共同的特点，患者体内某些物质的分解或合成不能很好的完成，没有完全代谢的中间产物有可能从尿液中排出来。为了解释这类疾病的病因，加罗德提出了"代谢病"这一概念，并于1908年，在伦敦皇家学会主办的克鲁尼安（Croonian）讲座上发表了题为"inborn errors of metabolism（先天性代谢缺陷）"的报告。1909年，加罗德将报告整理成文，出版了同名的书籍，指出"一个突变孟德尔因子决定了一种代谢障碍"。这个观念的提出在当时的科学界，只有包括贝特森在内的少数遗传学家认可，大部分人无法理解。1909年，贝特森出版了《孟德尔遗传原理》一书，提出了"酵素"和"遗传"的联系。1914年，加罗德的同事在正常的血液中分离出了一种具有氧化尿黑酸的酶，但是这种酶在患者的血液中并没有被发现。加罗德认为这个实验结果很好地证实了他提出的理论观点。即使这样，加罗德的观点也并未受到广泛的关注。1941年，乔治·威尔斯·比德尔（George Wells Beadle，1903—1989）和爱德华·劳里·塔特姆（Edward Lawrie Tatum，1909—1975）用红色链孢霉（neurospora）进行生化突变研究时，发现某些氨基酸的缺乏是由于突变基因不能产生某种酶，或只产生有缺陷的酶而造成的，因而提出了"一个基因一种酶"（one gene-one enzyme）的假说，后来又被改为更准确的概念即"一个基因一种多肽"（one gene-one polypeptide）。1958年，法国科学家伯特·拉杜（Bert N. La Du）和同事从生物化学角度证实尿黑酸氧化酶的缺失导致尿黑酸尿症，在时隔30多年后，证实了加罗德的理论。1993年，马丁·波拉克（Martin Pollak）所在团队精确定位出编码该酶的基因位于3号染色体上。

尿黑酸尿症是人类隐性遗传的首例和代表，而加罗德也成为了"先天性代谢缺陷之父"，开创了人类生化遗传学。他提出的先天性代谢缺陷概念远远地走在了时代的前面。纵观加罗德30多年无人问津的研究成果，也是有其历史原因的。20世纪三四十年代，对人类健康威胁最大的是天花、霍乱、肺炎、肺结核和流感等感染性疾病，以及营养不良和寄生虫病等。医学科学研究也主要聚焦于如何预防和有效治疗这些疾病上。而加罗德所探讨的遗传病发病较低，在当时给人类造成的威胁并未引起极大的关注。此外，从人类科学认知的发展过程来看，加罗德的研究超越了时代，毕竟当时对于遗传的细胞生物学基础的研究仍处于探索阶段。随着孟德尔因子和染色体关系的明确，孟德尔因子被定义为"基因"，细胞和分子遗传学的研究才逐步展开，加罗德超前的理论也逐渐被验证和认可。

## 三、专业知识

先天性代谢缺陷（inborn errors of metabolism）也称遗传性酶病，指由于遗传上的原因（通常是基因突变）而造成的酶蛋白质分子结构或数量的异常所引起的疾病。根据酶缺陷对机体代谢的影响不同，将先天性代谢缺陷分为糖代谢缺陷、氨基酸代谢缺陷、脂类代谢缺陷、核酸代谢缺陷、内分泌代谢缺陷、溶酶体沉积病、药物代谢缺陷和维生素代谢缺陷等。其中尿黑酸尿症属于氨基酸代谢缺陷病，是由于尿黑酸氧化酶缺陷导致的。尿黑酸尿症患者的尿中含有尿黑酸，曝光后可变为黑色的物质。这种病症在婴儿期就可表现出来，到成年时由于尿黑酸大量沉积于结缔组织引起褐黄病，在皮肤、面颊、耳郭、巩膜等处出现色素沉着。尿黑酸沉积于关节引起褐黄病性关节炎，严重者并发心脏病。

## 四、融入的思政教育元素

### （一）敏锐的观察力是提出科学问题的关键

加罗德在临床遇到尿黑酸尿症的患者后，对患者及其家庭进行了家系分析，发现虽然尿黑酸尿症的发病率很低，但总是可以在家系中找到 1 例以上的患者，往往是兄弟姐妹同时患病，而患者的双亲、子代及其他亲属却正常；同时患者的双亲往往具有堂表亲的关系，而家族中却并没有患该病的记录。加罗德很快意识到这绝不是一个偶然的事件，并开始了深入的研究。正是由于加罗德敏锐的观察力、科学的思维和严谨的作风，使他成为人类生化遗传学的创始人，远远地走在了时代的前面。

**融入**：在介绍先天性代谢缺陷病理机制时，讲述尿黑酸尿症发病机制不断被探索的过程。

### （二）跨学科交流使得科学研究事半功倍

当加罗德意识到他所观察到的尿黑酸尿症的发病规律并不是一个随机事件时，于是向剑桥大学遗传学专家贝特森请教。贝特森告诉加罗德，他在尿黑酸尿症中所观察到的现象可以用孟德尔定律加以解释，尿黑酸尿症的传递方式与隐性遗传相符。加罗德是一名内科医生，贝特森是一名遗传学家，正是这种跨学科的交流，使尿黑酸尿症成为了首例被发现的人类隐性遗传病,而加罗德也成为了"先天性代谢缺陷之父"。学科跨界交流碰撞出的思想火花经常会成为整个医学史和人类史上重大的突破。

**融入**:在介绍先天性代谢缺陷病理机制时,讲述尿黑酸尿症发病机制、遗传规律不断被探索的过程,并组织学生讨论跨学科研究的优势。

(杨 玲)

## 参考文献

1. 王忠军. 遗传性病学的领跑人[J]. 青年科学,2005,3:12-13.
2. 张咸宁,杨玲. 医学遗传学学习指导与习题集[M]. 北京:人民卫生出版社,2018.
3. GROSICKA A, KUCHARZ E J. Alkaptonuria[J]. Wiad Lek,2009,62(3):197-203.
4. PIERCE S B, SPURRELL C H, MANDELL J B, et al. Garrod's fourth inborn error of metabolism solved by the identification of mutations causing pentosuria[J]. P Natl Acad Sci USA,2011,108(45):18313-18317.
5. ROSENBERG L E. Legacies of Garrod's brilliance. One hundred years—and counting[J]. J Inherit Metab Dis,2008,31(5):574-579.
6. SCRIVER C R. Garrod's Croonian Lectures(1908)and the charter 'Inborn Errors of Metabolism': albinism, alkaptonuria, cystinuria, and pentosuria at age 100 in 2008[J]. J Inherit Metab Dis, 2008,31(5):580-598.

# 第五章 遗传信息的载体

## 一、教学目标

### （一）教学目标

掌握基因、基因组、割裂基因、基因表达与调控、再现风险等基本概念，熟悉割裂基因的结构特点、基因表达的基本过程和基因表达与调控的作用机制；了解基因及其表达、调控与性状遗传间的关系。

### （二）思政目标

科学发展是循序渐进的过程，科学的道路从来都不是平坦的。新理论的提出到被人们认可、新技术的发明到实际应用无不经过反复质疑和论证，这也是科学严谨求实精神的体现。然而无论质疑或论证时间的长与短，真理最终会被认可和接纳。培养学生对科学研究的意志力，要有不屈不挠的科研精神；树立学生的科学信心，相信正确的理论必将被世界认可。

## 二、案例

随着生物科学的迅猛发展和科学知识的不断普及，现如今，即使小学生都知道脱氧核糖核酸(DNA)与遗传相关。然而就在 20 世纪初，科学家还尚未搞清楚什么是生物遗传信息的载体。

1869 年，瑞士医生约翰·弗里德里希·米歇尔(Johann Friedrich Miescher，1844—1895)（图 5-1）在研究伤口脓细胞化学成分的时候，分离到了核酸，当时被称为核素。米歇尔从伤口或绷带获取脓细胞是为了研究其中的白细胞，最初他的关注点在白细胞中的蛋白质上。在研究过程中，米歇尔发现了一种物质的特性与蛋白质和脂肪都不一样，而且似乎并不存在于细胞质，而是存在于细胞核。于是，米歇尔通过稀盐酸低温处理或蛋白酶预处理后，纯化细胞核，获取足量的该物质。对该

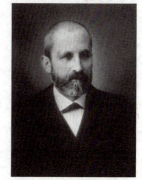

图 5-1 约翰·弗里德里希·米歇尔

物质的元素含量分析发现氮14%、磷5.8%、硫1.8%,其中磷的含量特别高,米歇尔将这种不同于蛋白质和脂肪的物质命名为核素(nuclein)。随后米歇尔继续核素的研究,发现核素中含有4种碱基,其中的磷是以磷酸形式存在的。1889年,德国科学家理查德·奥尔特曼(Richard Altmann,1852—1900)提出了核酸的名称。

1891年,另一位德国生物化学家阿尔布雷克特·科赛尔(Albrecht Kossel,1853—1927)提出核酸含有磷酸、腺嘌呤(adenine,A)和鸟嘌呤(guanine,G)。随后的两三年,科赛尔又和同事一起发现了胸腺嘧啶(thymine,T)和胞嘧啶(cytosine,C)。1900年,科赛尔的学生发现了尿嘧啶(uracil,U)。

1909—1929年期间,出生于俄国的美国生物化学家菲伯斯·莱文(Phoebus Levene,1869—1940)发现了核酸中的核糖(ribose)、脱氧核糖(deoxyribose),认为碱基与核糖相连接形成核苷(nucleoside),核苷再接磷酸形成核苷酸(nucleotide)。利文提出了核酸的一级结构,核糖核酸(RNA)由 A、G、C、U 4种核苷酸组成,脱氧核糖核酸(DNA)由脱氧腺嘌呤核苷酸(dAMP,A)、脱氧鸟嘌呤核苷酸(dGMP,G)、脱氧胞嘧啶核苷酸(dCMP,C)和脱氧胸腺嘧啶核苷酸(dTMP,T)4种核苷酸组成。1935年,利文等再次描述了DNA化学链正确的连接方式。然而即使生物化学家研究出了核酸的一级结构,但是核酸的功能仍不为人知。

1942年,比利时的科学家琼·布拉切特(Jean Brachet,1909—1988)在前人工作的基础上,用染色的方法证明了DNA存在于细胞核的染色体上,RNA存在于细胞质与核仁中。虽然DNA被定位于染色体上,然而在当时的科学背景下,即使是研究核酸的科学家,也并不认为核酸与孟德尔因子有关。科学家们认为核酸没有种属和组织的特异性,与性状多样化的特点并不相符。当时的细胞生物学家更倾向于遗传物质为结构复杂、生化特性和功能多种多样的蛋白质。

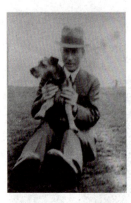

图5-2 弗雷德里克·格里菲斯

1928年,英国微生物学家弗雷德里克·格里菲斯(Frederick Griffith,1879—1941)(图5-2)进行了一系列的肺炎链球菌(Streptococcus pneumoniae)感染小鼠的实验。肺炎链球菌菌株有2种,一种是致病的光滑类型,简称为S型(smooth),另一种是不致病的粗糙类型,简称为R型(rough)。S型的细菌细胞外包裹着多糖荚膜,可以保护细菌抵御被感染动物的正常免疫,从而导致人(肺炎)或小鼠(败血症)发病。S型细菌在加热到一定程度之后,会失去致病能力。R型细菌由于没有合成荚膜的能力,因而无法使人或小鼠发病。

有趣的是,当格里菲斯将S型肺炎链球菌通过热灭活后(不致病)与R型肺炎链球菌(不致病)混合注射到小鼠体内之后,竟导致了小鼠的死亡(图5-3)。由于单独注射热灭活后的S型肺炎链球菌并不能导致小鼠死亡，那么很有可能是 R 型肺炎链球菌从已灭活的 S 型肺炎链球菌中获得了某种物质，由 R 型转为 S 型，这就是最早发现的转化现象。这个实验则被称为格里菲斯(Griffith)实验。

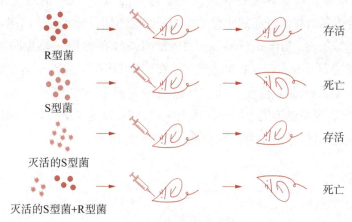

图 5-3　格里菲斯实验

随后的研究发现，在热灭活后的 S 型肺炎链球菌培养物和无细胞抽提物中加入 R 型肺炎链球菌，培养过程中，也能产生 R 型向 S 型的转化现象，并导致小鼠的死亡。科学家们提出，热灭活后的 S 型肺炎链球菌培养物和无细胞抽提物中一定存在着某种导致细菌类型发生转化的"转化因子"。

同时期，在纽约洛克菲勒研究所的奥斯瓦尔德·西奥多·埃弗里(Oswald Theodore Avery，1877—1955)(图 5-4)团队主要研究方向是细菌性肺炎的致病菌，为诊断、治疗和预防细菌性肺炎提供理论基础。1928 年，格里菲斯经典的转化实验发表后，艾弗里曾有过怀疑，后来实验室的成员对该实验验证后，艾弗里对转化实验产生了兴趣，并致力于寻找"转化因子"。

埃弗里等开始对含有"转化因子"热灭活后的 S 型肺炎链球菌的无细胞抽提物进行分馏、纯化研究。当使用一系列的化学法和酶催化法把各种蛋白质、类脂和多糖从抽提物中剔除之后，却发现抽提物的剩余物质仍然保持将 R 型转化为 S 型的能

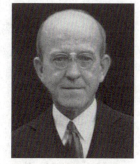

图 5-4　奥斯瓦尔德·西奥多·埃弗里

力，因而排除了"转化因子"化学本质为蛋白质、类脂和多糖的可能。最终当纯化的抽提物为 DNA 后，仍然具有使 R 型转化为 S 型的能力。经过反复验证和重复，1944 年，埃弗里与麦克林恩·麦卡蒂(Maclyn McCarty，1911—2005)、科林·麦克劳德(Colin MacLeod，1909—1972)共同发表了论文，提出 DNA 是肺炎链球菌"转化因子"的根本单位。

Avery-MacLeod-McCarty 实验和 DNA 是遗传物质之一的结论并没有被当时的科学界立即接受，许多学者持怀疑的态度。有的学者认为，即使"转化因子"就是 DNA，也

可能只是通过对荚膜的形成有直接的化学效应进而引起后续的改变，而并不是因为DNA是遗传信息的载体而起的作用；另一些学者则认为很难排除DNA之外完全无蛋白质的影响。

科学界的质疑和否定并没有动摇艾弗里等人的信心，他们通过更多的实验证实DNA就是遗传信息的载体。而其他科学家的研究也不断在证实这一结果，包括1952年艾尔弗雷德·赫尔希（Alfred Hershey，1908—1997）和玛莎·蔡斯（Martha Chase，1927—2003）通过Hershey-Chase实验证实了噬菌体DNA可携带母体病毒的遗传信息到后代中去。科学界逐渐接受了DNA是遗传信息载体的理论。Avery-MacLeod-McCarty实验和结论是遗传史上的一次重大突破，彻底改变了核酸在生物体内无足轻重的传统观念，使遗传学，乃至整个生物学跨入新的一个纪元。

### 三、专业知识

人类对基因的认识经历了一个漫长的历史发展过程。从1865年孟德尔发表"植物杂交实验"到1953年詹姆斯·沃森和弗朗西斯·克里克提出DNA分子双螺旋结构模型（double helix），经过了将近100年的时间，人们才认识到基因是具有特定"遗传效应"的DNA片段，它决定细胞内RNA和蛋白质（包括酶分子）等的合成，从而决定生物的遗传性状。进一步的研究发现，在整个生物界中，绝大部分生物（包括人类）基因的化学本质是DNA。但在某些仅含有RNA和蛋白质的病毒中，其RNA是遗传物质。

组成DNA分子的基本单位是脱氧核苷酸。4种不同的脱氧核苷酸（A、T、G、C）按一定顺序排列起来构成脱氧核苷酸链（DNA单链）。两条反向平行排列的脱氧核苷酸链通过A与T、C与G的碱基配对组成DNA双链。4种脱氧核苷酸的排列顺序在不同的DNA分子中各不相同，蕴含着各种生物性状的遗传信息。

### 四、融入的思政教育元素

**（一）科学的发展是循序渐进的，要有不屈不挠的科研精神**

从最初核酸被发现、化学结构被解析，到DNA是"转化因子"这一论点的提出，再到DNA是遗传信息的载体这一观点被科学界普遍认可和接纳，是一个不断被质疑、论证和循序渐进的过程。这期间许多科学家通过无数成功或失败的实验对这一论点进行了证实，鼓励学生学习科学家们不屈不挠的科研精神。

**融入**：让学生在课前对遗传信息载体的发现过程中涉及的实验进行文献查阅和回顾，组织学生进行课堂分组讨论，探讨每一个实验在该过程中的贡献。

**（二）真理总会被认可，要树立科学研究的信心**

和科学发展史上很多里程碑式的发现一样，著名的Avery-MacLeod-McCarty实验及艾弗里等提出的"DNA 是肺炎链球菌'转化因子'的根本单位"这一结论开始并不被科学界所接受。科学家们认为核酸没有种属和组织的特异性，与性状多样化的特点并不相符，所以更倾向于遗传物质为结构复杂、生化特性和功能多种多样的蛋白质。然而无论质疑时间的长与短，真理最终会被认可和接纳，鼓励学生树立科学研究的信心。

**融入**：让学生在课前对遗传信息载体的发现过程进行资料查阅，课堂上组织学生进行讨论，思考当自己的实验结果被质疑时，应该如何去面对。

（杨 玲）

## 参考文献

1. 饶毅：遗传信息的载体——DNA［EB/OL］.（2019-03-18）［2021-08-07］. http://www.zhishifenzi.com/depth/depth/5323.html.
2. 张咸宁，杨玲. 医学遗传学学习指导与习题集［M］. 北京：人民卫生出版社，2018.
3. COBB M. Oswald Avery, DNA, and the transformation of biology［J］. Curr Biol, 2014, 24(2): R55-R60.
4. LORENZ M G, WACKERNAGEL W. Bacterial gene transfer by natural genetic transformation in the environment［J］. Microbiol Rev, 1994, 58(3): 563-602.

## 第六章　从三螺旋到双螺旋

### 一、教学目标

#### （一）教学目标
学习人类基因的化学本质、人类基因和基因组的结构特点。

#### （二）思政目标
了解科学史上的重大突破——DNA双螺旋被发现的故事。如何突破科学大家的权威，探索开拓，开创分子生物学时代。在科学研究中无畏创新精神。了解X线衍射技术对双螺旋发现至关重要的作用，也了解科学发现不仅需要丰富的想象力，更需要众多研究者共同的付出与贡献。

### 二、案例

20世纪50年代，当DNA已经被确定是遗传物质后，其结构和DNA如何在生命活动中发挥作用成为当时生物学研究的热点之一，是科学家们热衷解密的科学之"谜"。在DNA结构的研究中，当时普遍被接受的是DNA可能是三螺旋的结构。

最先在这一领域里获得突破的是一位女科学家罗莎琳德·埃尔西·富兰克林

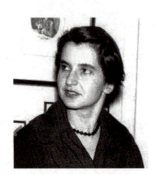

图6-1　罗莎琳德·埃尔西·富兰克林

（Rosalind Elsie Franklin，1920—1958）。富兰克林率先拍摄到的DNA晶体照片为双螺旋结构假说的建立起到了决定性的作用。

富兰克林（图6-1）是英国物理化学家与晶体学家，出生于伦敦一个富有的犹太人家庭，从小就对科学研究特别感兴趣，即便父亲反对，她在15岁时还是立志成为科学家。富兰克林毕业于剑桥大学物理化学专业，后来前往法国学习X线衍射技术。1951年，富兰克林回到英国受聘于国王学院，此时期她开始投入DNA化学结构的研究。当时，实验室还有另外两位成员也正在进行这项研究工作，其中有后来与沃森和克里克分享1962年诺贝尔奖的莫里斯·休·弗雷德里克·威尔金斯（Maurice Hugh Frederick Wilkins，1916—2004）。在当时，学术环境对女科学家处处歧视，她们常常遭受排挤和轻视。富兰克林开始负责DNA分子结构的研究项目时，实验室常常没有人替她干活，与威尔金斯的关系也非常紧张。但是，她学识丰厚，技术精通，对探索科学奥秘有着炙热的干劲。1950年，威尔金斯开始研究DNA结构，在一场研讨会中，威尔金斯从瑞士科学家鲁道夫·席格纳（Rudolf Signer）那里获赠了一种萃取自小牛胸腺的纯DNA样品，其性质比较适合用X线衍射技术分析。它干燥时呈细小的针簇状，一旦遇潮则会变成一团黏胶状物质。现在我们已知自然界中的3种DNA型态：A型、B型与Z型（图6-2），其中B型为标准型态。富兰克林与合作者葛斯林发现了DNA的2种型态：在潮湿状态下，DNA的纤维会变的较长较细，称为B型；而干燥的时候则变得较短较粗，为A型。后来有一阵，A型是由富兰克林进行研究，B型由威尔金斯负责研究。富兰克林精通的X线衍射技术在DNA结构的研究中派上了大用场。X线是波长非常短的电磁波，被用以分析晶体的结构。当X线穿过晶体之后，会形成一种特定的明暗交替的衍射图像。不同的晶体可产生不同的衍射图像，仔细分析图像就可了解组成晶体的原子的排列信息。富兰克林于1952年5月成功地拍摄到了B型DNA晶体的X线衍射图像照片，这张照片被称作"51号照片"，被X线晶体衍射先驱之一约翰·戴斯蒙德·贝尔纳（John Desmond Bernal，1901—1971）形容为："几乎是有史以来最美的一张X线衍射图像照片（图6-3）。在DNA结构发现40周年时，克里克在一篇纪念文章中写道："富兰克林的贡献没有受到足够的肯定，她清楚地阐明2种型态的DNA，并且定出A型DNA的密度、大小与对称性。"

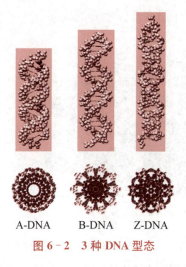

图6-2　3种DNA型态

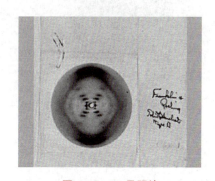

图6-3　51号照片

引自：MADDOX B. Rosalind Franklin：the dark lady of DNA ［M］. New York：HarperCollins，2003.

如今几乎人尽皆知是沃森和克里克发现了DNA的双螺旋结构（图6-4）。1951年，沃森和克里克在剑桥大学著名的卡文迪许(Cavendish)实验室开始了合作,研究 DNA 的结构,尝试排列 DNA 的结构模型。沃森原本在美国从事的是噬菌体遗传学研究,希望通过噬菌体来解释基因如何控制生物的遗传,他的博士论文即是在这个领域的研究结果。当时的沃森是位年轻的生物学家,比他大 12 岁的克里克还只是个研究生。克里克性格爽朗、不拘小节,两人一见如故,合作非常默契。20 世纪 50 年代初他们开始合作的时候,DNA 结构模型的研究也正是当时生物学关注的热点,1952 年 11 月,著名的美国化学家莱纳斯·波林也着手研究 DNA 结构,并且很快发表了关于 DNA 模型的研究报告,这种模型被称为 α 螺旋,为三螺旋结构,外侧为碱基,内侧为磷酸。起初,沃森和克里克也认为 DNA 的结构应该是三股螺旋,按照三股螺旋的思路进行了很长时间的研究工作,可是构建不出合理的 DNA 模型,为此一度非常沮丧。之前,奥地利生物化学家欧文·查戈夫(Erwin Chargaff,1905—2002)对三螺旋结构产生过疑问,查戈夫在 1950 年发现 DNA 中的腺嘌呤与胸腺嘧啶数量几乎完全一样,鸟嘌呤与胞嘧啶的数量也是一样,这项发现后来被称为查戈夫第一法则。查戈夫曾与波林探讨过碱基一一对应的关系,认为 DNA 若是三螺旋结构,则无法解释这种碱基对应的现象,但他的意见却没有得到波林重视。而沃森和克里克(图 6-5)在阅读了波林的 DNA 三螺旋理论的论文后,也发现了问题,他们认为三螺旋结构与碱基配对这一科学事实不符合。当时波林已经是化学和结构生物学的权威了,而 1953 年的沃森和克里克都是名不见经传的小人物,20 多岁的沃森博士才毕业不久,37 岁的克里克甚至连博士学位还没有拿到,但成功者正是破除迷信,敢于向权威挑战的创新者。他们向同在剑桥大学卡文迪许实验室工作的波林的儿子指出了论文的错误,请他向波林转述他们的疑问。正是在否定权威的论文之后,他们加快了工作进度,在不到 2 个月的时间里终于取得了后来震惊世界的成果。

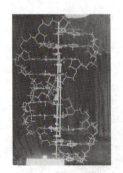

图 6-4　DNA 双螺旋结构原始模型

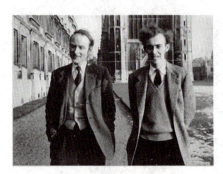

图 6-5　沃森和克里克

1953 年 1 月,沃森和克里克听了一场富兰克林的合作者——威尔金斯的学术报告,并看到了那张"51 号照片",非常震撼,立刻领悟了双螺旋模型的关键——2 条以磷酸为骨架的单链相互缠绕,形成了 DNA 双螺旋结构,而氢键把 2 条单链连接在一起。沃森和克里克将这一发现发表在 1953 年 4 月 25 日出版的英国 Nature 杂志上。接着他们在 5 月 30 日的 Nature 杂志上又发表了"DNA 的遗传学意义"一文,更加详细地阐述了

DNA 双螺旋模型在功能上的意义。双螺旋结构的 DNA 在细胞分裂时能够自我复制，完善地解释了生命体繁衍后代，物种保持稳定，遗传物质在细胞内必须应该具备的遗传属性和复制能力的机制。1962 年，诺贝尔生理学或医学奖授予沃森、克里克和威尔金斯 3 人，以表彰他们在 DNA 双螺旋结构研究中所做出的突出贡献。

当然，在 DNA 结构发现的历程中富兰克林的贡献是毋庸置疑的：她分辨出了 DNA 的 2 种型态，并成功地拍摄到了清晰的 X 线衍射图像照片。虽然沃森和克里克未经她的许可使用了这张照片，但她并不在意，反而为他们的发现感到高兴，还在 Nature 杂志上发表了一篇证实 DNA 双螺旋结构的文章。富兰克林在 1958 年因癌症英年早逝。由于诺贝尔奖不授予已经去世的学者，且同一奖项至多只能由 3 个人分享，所以她并未受到表彰。

在晶体学家富兰克林、威尔金斯研究的基础上，生物学家沃森和克里克对 DNA 双螺旋结构的发现是生物学的一座里程碑，成为了分子生物学时代的开端。

克里克在发现 DNA 双螺旋结构以后，进一步研究了 DNA 在生命活动中的作用，提出了著名的中心法则，60 年代后他转向神经生物学的研究方向。年过 90 岁高龄的沃森依然活跃在科学领域，他多次到访中国，与中国科学家交流。2018 年 3 月 16 日，以他的名字命名的"乐土沃森生命科技中心"启动仪式在深圳举行，这个中心的目标在于建设世界一流的生命科技研发中心。

## 三、专业知识

### （一）DNA 的结构

DNA 由 2 条碱基互补的脱氧核苷酸链组成，碱基互补，对应碱基之间形成氢键。在自然情况下，绝大多数 DNA 2 条互补链向右盘旋形成双螺旋结构。在这种结构中脱氧核糖和磷酸排列在外侧，碱基则排列在内侧，储存了生物的遗传信息。

### （二）DNA 的复制

DNA 复制是 DNA 分子以自身为模板合成新的 DNA 的过程，是生物遗传的基础，以保持遗传的连续性。

DNA 双螺旋结构解旋为 2 条核苷酸链，DNA 的每股单链都可以作为自我复制的模板。复制过程以半保留形式进行。

## 四、融入的思政教育元素

### （一）突破禁锢、勇于创新的科学精神

DNA 双螺旋结构的阐明是 20 世纪最重大的自然科学成果之一。双螺旋模型的建立揭开了现代分子生物学的序幕。这一重大发现的诞生是曲折复杂的。当时 2 位年轻科学家没有迷信权威，而是敢于向权威挑战。科学创新需要勇气，突破禁锢；更需要严

肃、认真、严谨的科研实验和深厚的科学知识。

**融入**：学习基因的化学本质、DNA 的双螺旋结构的专业知识，了解 DNA 从三螺旋理论到双螺旋的发现历程。

### (二) 科学发现是研究工作的积累

DNA 双螺旋结构的发现固然是沃森和克里克卓越的想象力的体现，也是他们严谨的科学研究的结果，同时晶体学家富兰克林、威尔金斯的工作奠定了重要的基础且不计名利地分享实验的成果。科学研究不是轻而易举、一蹴而就的事，需要辛勤的付出与无私的奉献。

**融入**：在了解 DNA 双螺旋结构以及其 A、B、Z 3 种不同型态时，观看"51 号照片"，享受科学之美。

（刘　雯）

## 参考文献

1. 克里克. 狂热的追求：对科学发现的个人见解[M]. 吕向东, 唐孝威, 译. 合肥：中国科技大学出版社, 1994.
2. 沃森. 双螺旋——发现 DNA 结构的故事[M]. 刘望夷, 译. 北京：化学工业出版社, 2009.
3. MADDOX B. Rosalind Franklin：the dark lady of DNA [M]. New York：HarperCollins, 2003.

# 第七章 在线人类孟德尔遗传

## 一、教学目标

### (一) 教学目标

了解在线人类孟德尔遗传(online Mendelian inheritance in man, OMIM),学习如何使用 OMIM(图 7-1)。

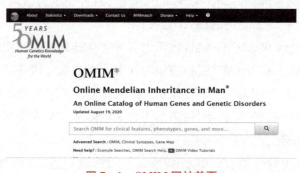

图 7-1 OMIM 网站首页

### (二) 思政目标

培养学生学以致用,用所学服务社会、服务人类的奉献精神。

## 二、专业知识

OMIM 是一个持续更新的关于人类基因和遗传病的数据库。主要着眼于遗传性的基因疾病,包括文本信息和相关参考信息、序列纪录、图谱和相关其他数据库。OMIM 包含所有已知孟德尔疾病和超过 16 000 个基因的信息。

OMIM 包括所有已知的遗传病、遗传决定的性状及其基因,除了简略描述各种疾病的临床特征、诊断、鉴别诊断、治疗与预防外,还提供已知有关致病基因的连锁关系、染色体定位、基因的组成结构和功能、表型-基因型相关性、表型的系列信息、国际疾病分类号、动物模型等资料,并附有经过缜密筛选的相关参考文献。OMIM 制定的各种遗传病、性状、基因的编号,简称 OMIM 编号,共 6 位数字,为全世界所公认。有关疾病的报道必须冠以 OMIM 编号,以明确所讨论的是哪种遗传病。

例如,呈常染色体显性遗传的表皮松解性掌跖角化症(epidermolytic palmoplantar keratoderma,EPPK),其 OMIM 编号为"♯144200"。OMIM 编号中的有关含义如下。

编号前有"*":表示该条目(entry)是一个基因。

编号前有"♯":表示该条目是一个描述性的条目,通常为一种表型(疾病或性状),而非一个特定的基因座。

编号前有"+":表示该条目包含了已知 DNA 序列的基因以及表型的相关描述。

编号前有"%":表示该条目描述了一种已经明确了的孟德尔表型或一个未知分子基础的表型基因座。

编号前无任何符号:表示该条目尽管被怀疑为孟德尔性状,但是否为孟德尔遗传方式的表型信息尚未明确,或尚不能将该条目列为一个单独的条目。

编号前有"^":表示该条目现已不存在,或已从 OMIM 数据库中移除,或已被合并至其他条目中。

编号为"100000～199999,200000～299999"的条目:表示为常染色体基因座或表型(创建于 1994 年 5 月 15 日之前的相关条目)。

编号为"300000～399999"的条目:表示为 X 染色体连锁基因座或表型。

编号为"400000～499999"的条目:表示为 Y 染色体连锁基因座或表型。

编号为"500000～599999"的条目:表示为线粒体遗传基因座或表型。

编号为"600000～699999"的条目:表示为常染色体基因座或表型(创建于 1994 年 5 月 15 日之后的相关条目)。

OMIM 的特点和价值就在于其权威性、严谨性、及时性、全面性和实用性。截至 2017 年 9 月 30 日的统计数据,OMIM 总条目数为 24 281 个,其中,常染色体遗传条目 22 877 个,X 连锁遗传条目 1276 个,Y 连锁遗传条目 60 个,线粒体基因遗传条目 68 个。在 OMIM 数据库中,已收录的单基因病或性状有 5 033 种,涉及 3 433 个基因;复杂疾病和感染性疾病有 698 种,涉及 499 个易感基因;尚不明确的疾病表型("nondisease")有 144 种,涉及 114 个基因;体细胞遗传病有 212 种,涉及 121 个基因。

## 三、案例

在医学遗传学的领域里,甚至只要是学习过"医学遗传学"课程的人,几乎没有人不知道 OMIM 数据库的。OMIM 的前身是 *MIM*,是美国约翰斯·霍普金斯(Johns Hopkins)大学医学院维克托·阿尔蒙·麦库西克(Victor Almon Mckusick,1921—2008)教授主编的《人类孟德尔遗传》(*Mendelian Inheritance in Man:Catologs of Human Genes and Genetic Disorders*,MIM)一书,可以说是医学遗传学最权威的百科全书，被誉为医学遗传学界的"圣经"。麦库西克教授被公认为"医学遗传学之父"。

麦库西克于1946年博士毕业于约翰斯·霍普金斯大学医学院，起先他是专攻血管疾病的内科医生，引发麦库西克对医学遗传学兴趣的是一种叫做波伊茨-耶格综合征（Peutz-Jeghers syndrome）的疾病。早些年，他在著名的Osler内科门诊部实习的时候，在临床上遇到过1例波伊茨-耶格综合征病例，后来在Osler临床工作的3年里又接连遇到了5例症状相似的波伊茨-耶格综合征患者，其中3例患者来自同一个家系，呈常染色体显性遗传。该病的主要症状是肠息肉引起的肠梗阻，但患者下唇上常常有色素斑点沉着，这2种表型似乎不相干又都出现在同一患者身上，麦库西克对此非常感兴趣。他联系了有5例该病患者临床资料的另一位医生哈罗德·杰赫尔斯（Harold Jeghers），两人查阅大量文献，之后杰赫尔斯和麦库西克将这些病例分析发表于1949年的《新英格兰医学杂志》上，阐述本病的家族遗传性和表型特点，认为本病黏膜、皮肤特定部位色素斑和胃肠道多发性息肉属于基因的多效性现象。

麦库西克真正转向医学遗传学研究是在治疗和研究马方综合征（Marfan syndrome）的过程中。麦库西克当时是内科医生，主攻心血管疾病。马方综合征患者60%～80%有心血管疾病，最常见是二尖瓣功能障碍。心血管畸形常导致患者发生主动脉瘤破裂、主动脉窦破裂和二尖瓣腱索断裂等问题而致死亡。马方综合征是一种常染色体显性遗传病，除了心血管系统，还主要累及骨骼和眼。患者往往身材瘦高、四肢长、手指和脚趾如蜘蛛样，因而又称蜘蛛指（趾）综合征。麦库西克在其工作的约翰斯·霍普金斯大学医学院开展了系统的马方综合征致病机制的研究，他不仅将自己的研究成果应用于马方综合征的临床诊断和治疗，提高了许多患者的生存年龄，并于1956年出版了他的第1本专著《遗传性结缔组织疾病》，且确立结缔组织遗传病这一新的疾病分类。同年，约翰斯·霍普金斯大学医学院建立了世界上第1个医学遗传门诊，麦库西克（图7-2）担任该科主任。

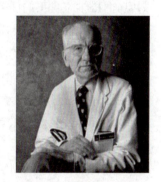

图7-2　维克托·阿尔蒙·麦库西克

1960年前后，受现代遗传学奠基人摩尔根的果蝇基因图谱启发，麦库西克意识到基因染色体定位的重要性。他认为人类基因图谱是人类微观解剖的一部分，必须制作人类基因图谱，为研究基因与遗传病的关系提供依据。1966年，MIM第1版问世。该书系统地收录了当时已知的所有遗传性状与遗传病，以及与此相关的1800多个基因。且随着越来越多的遗传表型与基因被发现，每2～3年就更新1版，1998年已更新到第12版。1976年，西班牙语版和俄语版MIM相继面世；中文版MIM由已故的我国医学遗传学家罗会元教授领衔主译，于1997年出版。MIM包括所有已知的遗传病、遗传决定的性状及其基因，除了简略描述各种疾病的临床特征、诊断、鉴别诊断、治疗与预防外，还提供已知有关致病基因的连锁关系、染色体定位、组成结构和功能、动物模型等资料，并附有经缜密筛选的相关参考文献。*MIM* 制定的各种遗传病、性状、基因的编号,简称 *MIM* 号,为全世界所公认。有关疾病的报道必须冠以 *MIM* 号,以明确所讨论的是哪种遗传病。

在科学研究进入数字化年代后,联机形式的 OMIM 于 1987 年应运而生,OMIM 是由美国国家医学图书馆和约翰斯·霍普金斯大学的 William H. Welch 医学图书馆于 1985 年合作创建的。它于 1987 年开始在互联网上普遍可用,免费供全世界科学家浏览和下载。1995 年起,OMIM 由约翰斯·霍普金斯大学医学院的 Mckusick-Nathans 遗传医学研究所撰写和编辑,美国国立生物技术信息中心(NCBI)负责开发,网址是 http://www.omim.org,包括所有已知的遗传病、遗传决定的性状及其基因。OMIM 每一条记录内容都有一个唯一的编号(*MIM* 登号)对应一个基因或者是某种疾病,描述了各种遗传病的临床特征、诊断、鉴别诊断、治疗与预防;已知的致病基因的连锁关系、染色体定位、基因的组成结构和功能、表型-基因型相关性、表型的系列信息、国际疾病分类号(ICD+)、动物模型等资料。

### 四、融入的思政教育元素

著名数学家科尔莫戈罗夫(Kolmogorov,1903—1987)有句名言:科学是人类的共同财富,而科学家真正的任务就是丰富这个全人类都能受益的知识宝库。

OMIM 是一个关于人类基因和遗传病的综合性数据库。其权威性、全面性和持续更新的特点,对医学遗传学教师、研究者和学习者来说都极为实用。OMIM 对医学遗传学的研究起到了推动作用。*MIM* 的创始人麦克西库的贡献正是编制了医学遗传学的"圣经"并免费让所有的学习者、教育者、研究者共享,极大推动了医学遗传学的研究进展。而 OMIM 问世更以其高速更新率和便捷的使用特性让这一知识宝库的作用和影响发扬到最大程度。

**融入**:*MIM* 与 OMIM 的介绍,其在医学遗传学和临床医学中的应用价值。OMIM 的使用方法。学生在学习遗传病的相关知识时要求关注其 OMIM 编号,并学会在 OMIM 网站上查阅相关疾病的资料。

(刘 雯)

### 参考文献

1. 罗会元. 纪念"医学遗传学之父"Victor A. Mckusick 教授[J]. 中华医学遗传学杂志,2008,25(05):2.
2. 张咸宁,苏婧,左伋. OMIM 在《医学遗传学》教学科研中的应用[J]. 国外医学遗传学分册,2000,23(6):330-332.
3. RIMOIN D L. Victor A. McKusick 1921-2008[J]. Nat Genet,2008,40(9):1037.

# 第八章 疯牛病是传染病还是遗传病

## 一、教学目标

### （一）教学目标

学习遗传病的分类，了解朊蛋白病的发生机制和特点，掌握其作为一种特殊的蛋白，变异后可以导致遗传性朊蛋白疾病；朊蛋白病具有传染性，可以引起同种或异种蛋白质构象改变而致病或功能改变的蛋白质。

### （二）思政目标

以朊蛋白疾病发现这一事件，了解重大科学发现对科学理论和社会现实的价值；教育学生在未来的科学探索中要有敢于挑战的科学精神；长期坚守、辛勤付出的决心。在知识和真理的追求中无所谓冷门学科和热门学科的区别，只有追求真理的信念。

## 二、案例

1986 年，位于英国东南部的阿福什德镇出现了第 1 头患疯牛病的奶牛。发病之初，这头奶牛只是无精打采，然后站立不稳，继而步履踉跄、肌肉抽搐、全身震颤和痉挛，最后口吐白沫、倒地死亡。这头牛被确诊为疯牛病。到了第 2 年，在英国的 80 个农场发现了 95 例疯牛病。1988 年，发现了 2 512 例病例。到了 20 世纪 90 年代，疯牛病泛滥至数万例，随后传播至欧洲、美国、南美洲等地，人们开始担心疯牛病会不会传染给人类。1996 年 3 月 20 日，英国政府宣布，10 名克-雅病（Creutzfeldt-Jakob disease）患者与疯牛病有关，整个英国乃至世界"谈牛色变"。疯牛病怎么会传染给人类呢？克-雅病是怎样一种疾病呢？

克-雅病是一种遗传病，患者往往起病缓慢，开始时出现记忆力减退及头痛，以后迅速表现为计算、理解和判断力减退，精神衰退，人格障碍，定向力障碍，最终变成完全痴呆，并有共济失调和四肢肌肉的震颤抽搐。1972 年，一名在美国国立卫生研究院（National Institutes of Health，NIH）心肺研究所做博士后的年轻住院医生斯坦利·普鲁西纳（Stanley Prusiner，1942—  ）在目睹一位 60 岁的女患者痛苦地死于克-雅病引起的痴呆症后对该病产生了兴趣。普鲁西纳当时根据此病的临床表现称之为"罕见的痉挛性假性硬化症"。他深入研究后发现克-雅病的病理机制是脑皮质-纹状体变性,从而导致神经细胞变性为海绵样物质,因而该病又可称为亚急性海绵状脑病。1974年,普鲁西纳在其所在的美国加州大学旧金山分校医学院建立了一个神经病学基础实验室。他将克-雅病患者的脑组织接种于黑猩猩,经过1年多的潜伏期之后,黑猩猩发病,并在2年后病死。尸体解剖发现黑猩猩脑部病理改变与人类患者相似。可见克-雅病可能是一种可以传染的疾病,但是传染因子究竟是什么呢,这个问题一直萦绕在普鲁西纳的脑海中。在研究克-雅病的过程中,普鲁西纳也注意到了一类中青年人多发的克-雅病(图8-1),似乎与吃了疯牛病的牛肉有关。后来他又以患有羊瘙痒病(scrapie)的羊为研究对象,患病的羊表现出来的症状跟疯牛病十分相似,而且还因为皮肤奇痒难熬,不停撕咬所以被称作羊瘙痒病,而且还会在羊群中互相传染,这个病的病理特征同样是脑的海绵状改变。他在研究中进一步发现,羊瘙痒病的致病因子是一种既不同于普通病毒,也不同于"类病毒"的特殊病原体,具有许多独特之处。普鲁西纳的研究工作是从分离羊瘙痒病的病原体开始的,一切仅凭着观察和实验,通过终点滴定法摸索使正常绵羊及山羊得病的最适稀释度。普鲁西纳改进了滴定法之后,只需要花费60天的时间检测4只动物就可以达到过去花费1年时间检测60只动物的效果。同时,他采用分离技术使样本的富集浓度提高了30倍。后来,他又发现仓鼠大脑的病原体浓度比小鼠脾脏高出100倍,这一重大转折可为病原提取物中加入蛋白酶、氨基酸化学修饰剂、蛋白质变性剂、核苷酸修饰剂和核酸变性剂等物质提供方便,从而发现了这种病原体只对蛋白质变性剂等敏感,而对核酸变性剂等有耐受力,并证实该病原体是一种相对分子质量为27 000~30 000的蛋白质因子,无核酸成分,具有传染性。根据大量的实验结果,普鲁西纳大胆地提出,人类的克-雅病、疯牛病与羊瘙痒病同属于可传播性海绵状脑病,由同一种病原体所致,而这种病原体是蛋白质。为了把它与细菌、病毒、真菌及其他已知病原体区别开来,普鲁西纳将这种蛋白质致病因子命名为"prion"。英语中的prion是由protein and infection拼接而成的混成词,全称是proteinaceous infectious particle,为"蛋白质感染颗粒"之意,后来被中国学者曹天钦院士翻译为朊病毒,因其本质为蛋白质,也称朊蛋白。

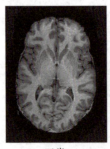
正常

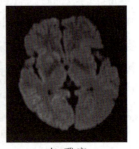
克-雅病

**图8-1 克-雅病患者脑空泡状改变**

其实在20世纪60年代,英国生物学家阿普(T. Alper)用放射处理破坏患有羊瘙痒症动物的DNA和RNA后,其组织仍具感染性,因而认为羊瘙痒病的致病因子并非核酸,而可能是蛋白质。由于这种推断不符合当时的认知水平,同时也没有更为有力的实验支持,因而并未得到认同,甚至被视为异端邪说。普鲁西纳于1982年分离出了这种蛋白质并在1982年《科学》杂志上发表了"造成羊搔痒病的传染性蛋白质"(novel proteinaceous infectious particles cause scrapie)的研究论文后,依然有许多质疑者认为传染其实是源于蛋白质中残留的病毒,于是有人重复了普鲁西纳的实验,实验证实了普鲁西纳的结论。普鲁西纳的后续研究还表明,错误结构的朊蛋白(PrPSc)和正常结构的朊蛋白(PrPC)是由相同基因表达而来,有相同的一级结构(氨基酸序列),但三级结构(立体结构)不同(图8-2)。

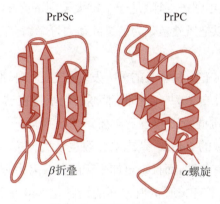

图8-2 PrPSc 和 PrPC

20世纪80—90年代末期,英国暴发的严重疯牛病疫情就是因为当时许多牛吃了含有受感染的牛骨粉饲料导致大量聚集性感染。之后,人食用感染的牛肉类制品也感染了变异型克-雅病,证实了朊蛋白疾病能够跨物种传染。哺乳动物的朊蛋白疾病主要有羊瘙痒病、疯牛病、鹿的慢性消耗病等。人类的朊蛋白疾病主要有克-雅病、致死性家族失眠症、库鲁病(Kuru disease)。

1997年,普鲁西纳(图8-3)独享了该年度的诺贝尔生理学医学奖。这是自1987年以来10年间的第1次,也是40多年来第6位单独获奖者。诺贝尔奖委员会在发表的授奖致辞中写道:"普鲁西纳在已知的包括细菌、病毒、真菌和寄生虫在内的传染性因子名单上又加进了朊蛋白。"

朊蛋白的发现具有重要的理论价值和实践意义,其在特定条件下发生突变或构型上的变化,由良性变为恶性,即变为具有传染性的蛋白质颗粒,而且可以导致跨物种的传染;而作为哺乳动物脑内构成性表达的蛋白质,其编码基因的突变导致的疾病可以遗传给子代。这种由蛋白传染疾病、既是传染病又是遗传病的观

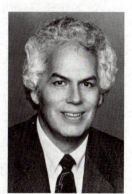

图8-3 斯坦利·普鲁西纳

点是对传统理论的挑战,超越了经典传染病学和遗传学的概念,可以说是医学遗传学领域跨时代的发现。而由朊蛋白引起的疾病在人群和动物群中的发病率在全球范围内呈上升趋势,90年代欧洲疯牛病的暴发对全世界的农牧业和贸易都造成了重大的影响,因而对朊蛋白的研究不仅有重大的理论意义,发展准确可靠的朊蛋白疾病的检测和诊断技术,做好疯牛病等疾病全面监测,还具有非常重要有现实意义。

朊蛋白的研究发现过程本身给人们带来了有意义的启迪:科学工作者不拘泥于现有理论的制约,要有敢于批判、勇于创新的精神。正如普鲁西纳所言,20世纪创立的生物遗传学理论确实是伟大的,但也绝非"顶峰",必将得到发展和完善。从阿普的研究被视为异端到普鲁西纳本人的研究遭到种种质疑和嘲笑可以看出,没有批判和挑战的科学精神,没有坚定的信念和敢冒风险的准备,不可能成就这块里程碑。普鲁西纳在一次访问中国的科学讲座上鼓励青年学子:风险是一个重大发现的必要条件,科学发现总是伴随风险存在的,不过我们可以把风险转化为前进的动力,广大青年学生要勇于开拓、勇于挑战,发现问题并解决它。

除了挑战精神和坚定信念,科学上的重大发现往往还与长期艰苦的付出和坚持真理的执着密不可分,普鲁西纳自1979年起,锲而不舍地坚持在这一领域攻坚克难,在长达20多年的漫长岁月中,周围同行因找不到羊瘙痒病病原体,一时研究碰壁,纷纷放弃并改换研究方向,甚至连权威的 *Lancet* 杂志的编委也认为研究这种病原体分子结构没有多大意义,普鲁西纳却没有气馁,而且以更加刻苦的劲头努力去探讨病原体的分子结构,不到20年的时间里发表了有关朊蛋白方面的论文达240余篇,最终成就了这一重大发现。

### 三、专业知识

#### (一) 遗传病的分类

遗传病可以分为单基因病、多基因病、染色体病、线粒体病和朊蛋白病。

#### (二) 遗传病的传染性

曾经的观点认为,遗传病是没有传染性的,故在传播方式上,它是垂直传递,而不是水平传递的。人类朊蛋白病则是一种既遗传又具传染性的疾病。朊蛋白也称朊病毒,是一种对人和动物有致病性的蛋白质,其基因变异可以遗传给子代感染因子,同时具有传染性,可以引起同种或异种蛋白质构象改变而致病或功能改变。

#### (三) 朊蛋白病

朊蛋白病以神经细胞变性为海绵样物质为病理特点。PrP基因突变会导致PrP的错误折叠或通过使其他蛋白的错误折叠而引起脑组织的海绵状病变,最终导致脑功能紊乱,错误折叠的PrP可以通过某些传播方式使正常人细胞中的正常蛋白质也发生错误折叠并致病。

## 四、融入的思政教育元素

### （一）不为功利主义所束缚，为科学献身的精神

在研究之初，朊蛋白因为有违经典的生物学理论，因此一直遭受质疑甚至嘲笑，是一个冷门的领域，多数学者不敢或不愿问津。它的发现是科学家不为功利主义所束缚，选择了前景估量不明的课题，敢冒风险，勇于坚持的结果。因此，学术上没有冷门和热门之分，只有对真理的探求。对于探索性的课题，不要怕成为学术上的少数派。同时科学探索是一个长期坚守和辛勤付出的结果，正如朊蛋白的发现者20多年的坚守，最终攻关克艰。

**融入：** 结合朊蛋白发现的历史，学习朊蛋白病的分子机制、传染和遗传的方式。

### （二）朊蛋白发现的理论和现实意义

首次证实一种蛋白质可以传染疾病，打破了病毒学和传染病学的固有理论；也改变了"遗传病不是传染病，传染病不是遗传病"的认识。这是生物学上一个重大突破，同时更有着现实意义。在20世纪90年代疯牛病暴发后，传至整个欧洲、北美洲、南美洲和亚洲，给生产、经济贸易带来重大打击。当发现可以传染给人类后，出现了更为严重的担忧，由此转变为公共卫生和医学上的难题。朊蛋白的研究在检测、诊断和防控上提供了依据和方法，为今后的药物开发和新的治疗方法的研究奠定了基础。

**融入：** 介绍遗传病分类，分析其中的特殊一类朊蛋白疾病，通过疯牛病的暴发和跨物种传染，介绍疾病的表型、特点。

（刘 雯）

## 参考文献

1. 梁洁. 朊蛋白[M]. 西安：第四军医大学出版社，2006.
2. 左伋，顾鸣敏，张咸宁，等. 医学遗传学[M]. 7版. 北京：人民卫生出版社，2018.

# 第九章　破译遗传密码

## 一、教学目标

### (一) 教学目标
学习遗传物质的结构特点;遗传密码的概念及特点。

### (二) 思政目标
了解克里克、尼伦伯格等科学家对遗传密码破译以及对整个遗传学的巨大贡献,鼓励学生以这些敬业的科学家们为榜样,学习他们对科学怀有的敬畏及热忱之情,学习他们在科研领域敢于突破的精神。

## 二、案例

遗传物质一直以来都是令科学家困惑和着迷的研究对象。通常认为孟德尔提出的"遗传因子"为遗传物质这一概念带来了科学内涵。1968年,诺贝尔奖委员会在授予"遗传密码破译"诺尔奖时提到:"孟德尔用豌豆进行了非常简单的实验,发现我们的遗传特征包含于许多独立的基因之中,孟德尔的工作标志着遗传学作为一门科学被建立起来了。"随后,随着众多科学家不断攻坚克难,遗传物质的秘密不断被发现:1928年,英国的微生物学家格里菲斯通过肺炎链球菌转化实验证明了S型细菌中含有一种转化因子可将R型细菌转化成了S型细菌,然而格里菲斯没能解释出这种转化因子的本质;1944年,艾弗里团队在格里菲斯工作基础上进行了体外转化实验,证明转化因子是DNA而非蛋白质,这一成果并未被当时的学界接受,但为接下来的赫尔希和蔡斯的研究奠定了坚实基础,赫尔希和蔡斯于1952年使用噬菌体侵染细菌,进一步证实了DNA,而非蛋白质,才是遗传物质;1953年,克里克和沃森在晶体学家富兰克林的工作提示下,提出了DNA结构的双螺旋模型(图9-1)。这一系列的研究故事如

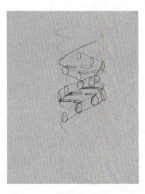

**图 9-1　克里克于 1953 年手绘的 DNA 双螺旋草图**

今均为大众所熟知。这些工作为20世纪50年代中期遗传密码的真正问世铺平了道路。找到遗传密码,就相当于将天书翻译成文字,从此开始理解生命的奥秘。

摩尔斯电码把点和划组成的语言与26个英文字母对应起来。和它一样,遗传密码可以说是4个字母(U/T、C、A、G)的核酸语言和20个字母的蛋白质语言之间关系的小字典。在这部字典发现之初却是迷雾重重。理解科学家当时的技术手段和思维方式,能够为我们当今的科研工作提供绝佳的参考。

遗传密码的早期研究,离不开物理学家欧文·薛定谔(Erwin Schrödinger,1887—1961)及乔治·盖莫(George Gamow,1904—1968)思想的影响。薛定谔是奥地利著名的物理学家,荣获1933年诺贝尔物理学奖。然而他广博而深邃的思考不仅停留在量子力学及波动方程上,更进入了生命科学领域。1944年,他在《生命是什么》一书中提出了一系列大胆猜想,希望用物理或化学方法诠释生命现象(图9-2)。他提出,基因是一种非周期性的晶体或固体;突变是基因分子中的量子跃迁引起的;染色体是遗传的密码本;生命以负熵为生。这些观念在当时无疑走在生命科学的前沿。薛定谔赋予基因信息属性,是现代遗传密码的早期雏形。他的哲学思考吸引了一大批物理学家进入生命科学领域,其中就包括英国物理学家克里克。

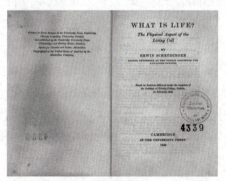

图9-2 薛定谔《生命是什么》标题页

核物理学家、宇宙学家伽莫夫是宇宙大爆炸理论的倡导者,他也"跨界"对遗传密码的破译做出了重要贡献。在沃森-克里克的DNA双螺旋模型的启发下,伽莫夫以"抽象的"数理思想为视角,解决了当时的"编码问题"。1954年,伽莫夫率先提出,DNA的4种碱基可能就是密码子。他提出各个氨基酸分子与DNA双螺旋结构中每4个碱基所围成的空穴相匹配,即"钥匙和锁"的关系,认为把各种不同的氨基酸分子放入DNA结构中的各个四角空穴中正合适,因此伽莫夫提出了"空穴密码"。与薛定谔的想法相比,伽莫夫的"密码设想"已经初步显露了碱基与氨基酸间信息传递的途径。在1955年,伽莫夫将DNA碱基的种类数"4"和蛋白质单位的种类数"20"两者进行比较,提出了"三联体"的假说,即每3个碱基决定1个特定的氨基酸。随后,他又在研究中发现,RNA而非DNA起着模板的功能,在蛋白质合成中起作用,然而在当时有关信使RNA(mRNA)的研究还不够清晰，伽莫夫的遗传密码研究之路受到了阻碍。伽莫夫虽然没有解读出遗传密码，但具有洞察力的分析令他成为当之无愧的遗传密码研究领路人，从此密码研究进入了科学发展的"常规时期"。

克里克发现 DNA 的双螺旋结构之后并未止步，也在攻关破译遗传密码。1961 年以前，mRNA 未被发现，各类猜想层出不穷。克里克为了研究核酸与蛋白质之间的信息传递，将 4 个碱基与 20 个氨基酸间对应关系的概念，贯穿密码研究的始终。1961 年，克里克等对 T4 噬菌体的顺反子区域进行诱发突变实验，根据该基因最终合成蛋白质的情况证明密码子是由 3 个连续的核苷酸组成，证明了密码子为"非重叠的三联体"的设想，他还从遗传学角度证实了密码子三联体的本质特征，并且提出多个密码子编码同一个氨基酸的"简并性"现象。

在破译遗传密码的研究中，马歇尔·尼伦伯格（Marshall Nirenberg，1927—2010）取得了最终的成功，是最主要的贡献者。尼伦伯格于 1927 年出生于美国纽约的布鲁克林，从小就对生物学十分感兴趣。1959 年，尼伦伯格在获得博士学位之后前往美国国立卫生研究院（NIH）工作，从事糖的转运、糖原代谢和酶的纯化等研究。然而，当时中心法则以及雅克·莫诺（Jacques Monod，1910—1976）和弗朗索瓦·雅各布（François Jacob，1920—2013）提出了 mRNA 的概念使他对破译遗传密码十分感兴趣。虽然他是这个领域的门外汉，对分子遗传学仅有些业余知识，但他不断向有研究背景的同事请教，希望开展这项研究。同事们纷纷劝阻他停止这一计划，甚至认为这无异于"学术自杀"，但他依然坚持，走上了遗传密码研究的"窄路"。1960 年，德国化学家海因里希·马特伊（Heinrich Matthaei，1929—  ）在康奈尔大学进行博士后研究，马特伊具有非常强的实验研究能力，他与尼伦伯格一起，尝试在试管里创造蛋白质合成条件。在他们的实验中，将大肠埃希菌无细胞体系保温一段时间后，破坏其中的 DNA 和 RNA，此时蛋白质合成几乎停止，接着分别加入外源性 DNA 或 RNA，发现只有 RNA 可以加快蛋白质的合成，这也证明了 RNA 直接指导蛋白质合成的猜想。1961 年，尼伦伯格在此基础上设想，如果将已知序列的 RNA 加入无细胞体系，将合成由特定氨基酸构成的蛋白质，进一步根据氨基酸的类型就可确定相应的遗传密码。由此他设计了一个破解遗传密码的实验程序，马特伊经过 5 天通宵达旦的工作，终于在一天清晨发现在包含核糖体等蛋白合成元件的无细胞蛋白质合成系统中加入多聚尿苷酸（...UUUUU...）后，可以合成带有放射性元素标记的多聚苯丙氨酸（...Phe-Phe...）。这一实验也被称为"尼伦伯格-马特伊"实验，发表在当年的《美国科学院院报》上。1961 年 8 月，在莫斯科召开的国际生物化学大会上，尼伦伯格被邀请在一个小的分会场做报告，在当时的报告会上只有不超过 30 位科学家在听讲，但其中的一名分子生物学家理解了这个实验的巨大意义，并告诉了克里克。克里克在与尼伦伯格交谈之后立刻决定邀请尼伦伯格第 2 天在一个可容纳千人的大报告厅重新做学术报告，这一成果在当时引起了科学界极大的轰动。回到 NIH 后，年仅 34 岁的尼伦伯格继续研究遗传密码。事实上，这种利用随机多聚核苷酸催化合成蛋白质的实验在 1959 年诺贝尔奖获得者塞韦罗·奥乔亚(Severo Ochoa, 1905—1993)的实验室也进行过,当尼伦伯格知道后,并未感到气馁而退缩,反而展开了与奥乔亚的竞赛。后来尼伦伯格的合作者菲利普·莱德(Philip Leder,1934—2020)说:"那是一场大卫和歌利亚的战斗,一名年轻的研究人员在没有资源的情况下与像塞韦罗·奥乔亚这样的诺贝尔奖得主同场竞技。"奥乔亚十分欣赏尼伦伯格的工作,并与他讨论关于遗传密码破解的经验。1963 年,医学博士莱德在获知尼伦伯格成功破解第 1 个遗传密码后也非常兴奋,因此申请加入尼伦伯格实验室。他和尼伦伯格一起设计了三联体-核糖体结合体实验,也称莱德-尼伦伯格实验,将人工合成的密码子即核苷酸三联体置于核糖体上,随后这个密码子与携带氨基酸的 tRNA 配对,利用这种方法测出三联体是哪种氨基酸的密码子。在 64 个密码子的破译工作中,尼伦伯格及其研究团队做出了卓越的贡献,尼伦伯格也被称为"遗传密码之父"。对于尼伦伯格来说,声望可能并不是最重要的,重要的是他积极追求的科学奥秘,更重要是他的科研成果沾溉后人,其泽甚远。

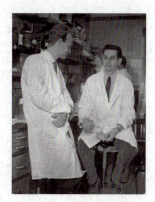

图 9-3　马特伊与尼伦伯格(右)

在尼伦伯格面对破解密码子的次序问题时,美国著名的生物化学家哈尔·戈宾·霍拉纳(Har Gobind Khorana,1922—2011)从化学中寻求问题的答案,最终同样解决了这个难题。霍拉纳使用与尼伦伯格完全不同的实验方法,即按设计合成的具有特定核苷酸排序的人工 mRNA,并且用其来指导蛋白质的合成,以检测各个密码子的含义,证实了构成基因编码的一般原则和每个密码子的含义,最终也与尼伦伯格殊途同归,破解了全部的密码子。1966 年,尼伦伯格与霍拉纳 2 个研究组共同破译了遗传密码,随后,3 个实验室的美国科学家霍拉纳、霍利和尼伦伯格因遗传密码的破译而分享了 1968 年的诺贝尔生理学或医学奖。由此,人类对遗传机制有了更深刻的认识,人们对生命本质的认识又向前迈进了一大步。

遗传密码的破译是分子生物学中一个具有里程碑意义的事件,人类从中获益颇多。而关于遗传密码的发展史更是一本最好的教案,科学发现也同时展示着科学家们追求真理的决心,不计输赢的胸怀和他们坚定执着的精神。

## 三、专业知识

### (一) 遗传密码的概念

在 mRNA 链上 3 个相邻的碱基可以决定一个特定的氨基酸,这种核苷酸三联体被称为密码子。

### (二) 遗传密码特点

1. **通用性**　从原核生物到真核生物,几乎所有的生物体中的遗传密码都是通用的。
2. **简并性**　多个密码子决定同一种氨基酸。
3. **连续性**　密码之间没有间断。
4. **摆动性**　密码的第3位碱基与反密码的第1位碱基配对不严格。

## 四、融入的思政教育元素

### (一) 勇于挑战自我的无畏精神

生物化学家尼伦伯格在科研途中遵循本心,毅然决然选择"改行"去研究遗传密码的秘密,最终在64个密码子的破译工作中,尼伦伯格及其研究团队做出了卓越的贡献,被称为"遗传密码之父"。

**融入**:在学习遗传物质的本质及结构特点以及遗传密码的概念及特点的过程中,了解为破译遗传密码做出贡献的各个科学家们的故事,以查阅资料、结合案例、讲述故事等方式进行思政教学。

### (二) 不计输赢、淡泊名利的态度

奥乔亚在破译遗传密码工作中为避免不必要的竞争而选择主动退出,尼伦伯格专注于科研发现,不计名利。

**融入**:介绍这些科学家对待科研的态度,引导学生对科研道路的本质进行思考和讨论。

(杨云龙)

## 参考文献

1. 郭晓强. 基因合成的奠基人——哈尔·戈宾德·科拉纳[J]. 自然杂志,2013,35(02):153-156.
2. 雷瑞鹏. 遗传密码概念发展的历史脉络[J]. 科学技术与辩证法,2006,(03):95-99.
3. 吕吉尔. 马歇尔 W 尼伦伯格(1927—2010)[J]. 世界科学,2010,(03):48.
4. 孙咏萍. 弗朗西斯·克里克对遗传密码研究的历史贡献[D]. 呼和浩特:内蒙古师范大学,2012.
5. 吴明. 浅谈 DNA 发现之路[J]. 科学文化评论,2008,(05):80-93.
6. 张舒. 遗传密码子的研究历史及进展概述[J]. 科技创业月刊,2007,(11):182-183.
7. 赵婷婷,何一清. 艾弗里肺炎双球菌转化实验史实的梳理与分析[J]. 生物学教学,2017,42(04):70-71.
8. GRIFFITH F. The significance of pneumococcal types [J]. J Hyg, 1928,27(2):

113-159.

9. MUKAI T, LAJOIE M J, ENGLERT M, et al. Rewriting the genetic code [J]. Annu Rev Microbiol, 2017, 71: 557-577.
10. NAGATSU T T. Marshall Warren Nirenberg, Honorary member of JSN: nobel laureate and giant of science [J]. Neurochem Int, 2012, 61(6): 817-818.
11. NELSON P G. Marshall Warren Nirenberg [J]. Proc Am Philos Soc, 2011, 155(3): 367-375.
12. SZYMANSKI M, BARCISZEWSKI J. The path to the genetic code [J]. Biochim Biophys Acta Gen Subj, 2017, 1861(11 Pt A): 2674-26749.
13. WILTSCHI B, BUDISA N. Natural history and experimental evolution of the genetic code [J]. Appl Microbiol Biotechnol, 2007, 74(4): 739-753.

# 第 十 章　胰岛素发现百年史

## 一、教学目标

### （一）教学目标

了解多基因病的概念,多基因病——糖尿病的遗传和环境因素、糖尿病的发病机制以及临床表现等;学习胰岛素的结构特点、功能及相关制剂的研究发展。

### （二）思政目标

了解班廷等科学家在发现胰岛素上的故事以及杰出贡献,培养学生在学习和生活中百折不挠的精神;了解中国科学家首次人工合成结晶牛胰岛素的成功事例,增强学生的文化自信和民族认同感。

## 二、案例

糖尿病是一种古老的疾病,考古学上可追溯的最早关于糖尿病的文字记录是古埃及人在纸莎草上面记载的一种多饮、多尿的疾病。学界对糖尿病的了解以及治疗进展更是缓慢,直到公元 2 世纪才开始使用现在所谓的"糖尿病"的名称,在之后的千百年里,人们对糖尿病这种疾病仍然知之甚少,直到 19 世纪糖尿病研究才开始有了一些重大的进展。1856 年,"生理学之父"法国医生克劳德·伯纳德(Claude Bernard,1813—1878)曾言胰腺可能是糖尿病的病源所在。1869 年,德国的保罗·朗格汉斯(Paul Langerhans,1847—1888)在胰腺中发现了一种细胞簇(图 10-1),但未研究其功能。1889 年,法国的古斯塔夫·爱德华·拉盖斯(Gustave Édouard Laguesse,1861—1927)再次发现了这种细胞,并将其命名为"朗格汉斯之岛",提出这种细胞可以降低血糖水平。同年,德国的奥斯卡·明科夫斯基(Oskar Minkowski,1858—1931)和约瑟夫·冯·梅林(Joseph von Mering,1849—1908)在狗的胰脏移除实验中发现此狗可表现出糖尿病的典型症状,从而首次确认了胰腺是糖尿病问题的根源。20 世纪初,比利时的琼·德·梅耶(Jean de Meyer,1878—1934)和英国的爱德华·艾伯特·沙佩沙尔(Edward Albert Sharpey-Schafer,1850—1935)发现胰腺中能够调节血糖的神秘物质并分别独立将其命名为

"insulin"，即中文的"胰岛素"。在那时，大量的科学家都在苦苦探索着有关胰岛素的秘密，以期治疗糖尿病这种"不治之症"，然而胰岛素的提取方法却一直没有得到解决。20世纪20年代，胰岛素发现以前，谁得了糖尿病就意味着被判了死刑，之后糖尿病的研究进入了1914~1922年的"艾伦时代"。弗雷德里克·麦迪逊·艾伦（Frederick Madison Allen，1879—1964）的专长是通过节食、限制营养摄入和进行锻炼的组合手段阻止糖尿病病情的恶化。他发现不只是碳水化合物，脂肪和蛋白质也可对糖代谢产生影响。他提出的解决方案是根据每个患者的情况找到所需最低的饮食摄入量。例如一名患者每天常规消耗的热量为2 200卡路里，艾伦疗法只能允许进食400卡路里不含碳水化合物的食物。这些食物一般是极少的鸡蛋、奶酪、麸皮面包、蔬菜，蔬菜要煮3遍，去除所有的碳水化合物才能食用。这样的疗法确实延长了患者寿命，但疗法本身带来的痛苦令患者无法忍受。据艾伦自己表示，他的一些患者体重仅约13.5千克，需要终身住院严格看护，稍有不慎就可能陷入昏迷。糖尿病患者的生活质量荡然无存。

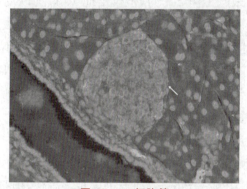

图 10-1 细胞簇
注：一个典型的胰岛，箭头所指区域为胰岛素染色阳性区域

胰岛素的发现在医学史上具有划时代的意义，糖尿病患者就此告别了无药可医、只能坐以待毙的历史，无数糖尿病患者从此获得新生。这一伟大发现归功于一位加拿大外科医生——弗雷德里克·格兰特·班廷（Frederick Grant Banting，1891—1941）。然而这位后来成为"胰岛素之父"的人在当时与胰岛素可谓是毫无交集。1891年，班廷出生在一个小农庄里，是家里5个孩子中最小的，在班廷和他的哥哥们21岁时，父亲会给他们一笔钱，当其他3个哥哥都把这笔钱用来创办农场之时，他却拿着这笔钱去求学深造。在多伦多大学毕业之后，班廷多次报名参军都被拒绝了，但最后因为军队伤亡过重而他具有医学背景，最终被允许参军。这种坚持不懈，一定要将不可能变为可能的性格对于他之后的人生也有深深的影响。班廷从军队退伍之后，过上了为工作和生计发愁的日子，为了糊口，他不得不去找一些副业——为医学生讲课。在一次关于糖代谢的备课中，他翻看了一篇由美国病理学家摩西·巴伦（Moses Barron，1883—1974）的文章"胰岛与糖尿病的关系"。巴伦在文中提到一个特殊的胰脏结石病例，他发现所有的腺泡细胞都

已萎缩，但大部分胰岛激素尚且完好。起初班廷认为文章很乏味，但为了在课堂上能为学生讲解胰脏和糖代谢的相关知识却不得不看下去，他几次睡着又挣扎着醒过来，最终看完了那篇他认为枯燥无比的文章。然而到了凌晨 2 点的时候，他突然被一个想法惊醒，并立刻从床上起来记下了这个想法：结扎狗的胰管，待其腺泡萎缩只剩下胰岛，就可以分离其分泌液以得到胰岛素治疗糖尿病。再回床时，他兴奋得久久未能成眠。事实上，如果当时班廷阅读的文献够多的话，他会发现他的想法并不新鲜，已有科学家做过类似的实验，但因为种种原因未能取得功。第 2 天上完课，班廷迫不及待地去找他的同事交流想法并表达了工作意愿，同事将他推荐给了多伦多大学生理系的约翰·詹姆斯·里卡德·麦克莱德(John James Rickard Macleod，1876—1935)教授，他是有名的糖代谢权威，拥有大量的研究资源。于是，班廷登门向麦克莱德请教，热情满满的班廷和沉着冷静的麦克莱德的第 1 次会面注定是不愉快且无结果的，班廷的不善交际让麦克莱德几乎要认为这个人是个偏执狂。然而在班廷的坚持下，经过几个月的周旋，麦克莱德勉强答应他在暑期实验室空闲时来此工作 2 个月，但仅给他 10 只狗以及 2 个助理，其余一切自备。一开始实验进展极不顺利，麦克莱德进行了简单指导后就去度假了，糟糕的实验环境，一条条实验犬因手术和感染死亡让班廷十分沮丧。但这一切都没能动摇他攻克糖尿病的决心，他和助理查尔斯·赫伯特·贝斯特(Charles Herbert Best，1899—1978)在这极差的实验环境中仍然继续做着相关工作。在大量的尝试和失败后，他们得到了胰脏的提取液，将这一提取液注射给患有糖尿病的狗，狗的血糖显著下降。这一结果也终于打动了持怀疑态度的麦克莱德，使他为这项工作投入了更多资金，招募了更多有经验的研究人员，其中就包括为胰腺提取液做出巨大贡献的生物化学家詹姆斯·伯特伦·科利普(James Bertram Collip，1892—1965)。研究进展越来越快，但是班廷却感觉越来越绝望，他认为自己被孤立，认为麦克莱德抢了自己的功劳，他没能得到应有的重视和理解，固执的班廷完全没能注意到麦克莱德的种种举动并非出自恶意，两人之间摩擦越来越大。班廷多次想要自暴自弃，但在贝斯特的鼓励以及自己对攻克糖尿病难题的信念之下，班廷还是继续开展了后续工作。他们首先对一个患有严重糖尿病的儿童进行治疗并获得成功，又在几个成年的糖尿病患者身上治疗，均获得良好效果。这时，胰岛素对糖尿病的疗效已经是确凿无疑了(图 10-2)。

很快，发现胰岛素的消息传到了全世界，为大量患者带来了希望，也震动了医学界。然而，关于胰岛素的发现到底主要归功于班廷还是麦克莱德却众说纷纭，为解决这一问题，诺贝尔生理学奖和医学奖委员会召开了 2 次关于胰岛素发现的独立评估。1923 年 10 月 25 日，瑞典卡罗林斯卡学院诺贝尔奖委员会的教授们进行了投票，最终结果是班廷和麦克莱德将共同获得 1923 年的诺贝尔生理学奖。这是加拿大的首个诺贝尔奖，而班廷这个农村长大的孩子也终于如他所愿的为自己正名，成为了家喻户晓的"明星"。但是他本人却因为这个消息而震怒，甚至拒绝领奖，原因是他认为助手贝斯特应该和他共享这份荣誉，而不是与他积怨颇深的麦克莱德。最终他领了奖，但同时公开了自己的不

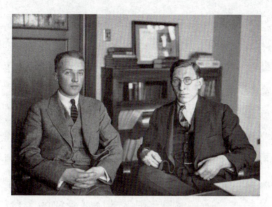

图 10-2　1924 年,贝斯特与班廷(右)

满并将自己的一半奖金分给贝斯特,这一举动令麦克莱德感到无奈,随后也将奖金与科利普平分。无论科学家之间是否为荣誉争执不休,班廷及其团队为胰岛素的发现做出了巨大的贡献,他是当之无愧的"胰岛素之父"。

胰岛素经纯化、量产后,一位使用严格节食法的患者尝试了胰岛素治疗。她每天注射 2 次胰岛素,每次小便都化验尿糖。随着人体实验的进行,她在 3 年半的时间里第 1 次吃到了白面包,第 1 次吃到了通心粉,第 1 次吃到了葡萄。她每天摄入 2 500 卡路里,每周增重 0.9 千克。在 7 个月的时间里,她逐渐恢复了正常人的生活。直到 1981 年因心力衰竭去世,享年 74 岁。作为班廷的首批实验胰岛素的患者,她持续注射胰岛素 58 年。

班廷为全世界的糖尿病患者带来了福音。为纪念他的巨大贡献,1992 年世界卫生组织(World Health Organization,WHO)和国际糖尿病联盟(International Diabetes Federation,IDF)将班廷的生日——11 月 14 日定为"世界糖尿病日"。

班廷的成功极大鼓舞了众多医学生物工作者的研究热情,其后的一系列胰岛素相关药物产品相继问世,有关胰岛素的秘密也不断被众多科学家所挖掘。1926 年,美国生物化学家约翰·雅各布·埃布尔(John Jacob Abel,1857—1938)首次制得胰岛素结晶。1936 年,大卫·斯考特(David Scott,1892—1971)利用重结晶法在锌离子的存在下得到了纯化的胰岛素晶体——精蛋白锌胰岛素。1955 年,英国生物化学家弗雷德里克·桑格(Frederick Sanger,1918—2013)将胰岛素的氨基酸序列完整地定序出来并推导出完整的胰岛素结构,完成了世界上第 1 个蛋白质即胰岛素的一级结构测定,揭示了胰岛素的化学结构并因此荣获 1958 年的诺贝尔化学奖。1944 年,桑格留校并跟着当时正在研究胰岛素的生物化学系教授艾伯特·查尔斯·奇布诺尔(Albert Charles Chibnall,1894—1988)开始了他的博士后研究,由此与胰岛素结缘。在前人研究的基础上,桑格最终利用 2,4-二硝基氟苯(FDNB)的化合物测得了胰岛素的氨基酸排序,直到 1955 年,桑格才最终确定了二硫键的位置,完成了整个胰岛素的测序工作。这是第 1 个被测定出结构的蛋白质,为接下来其他蛋白质的测序工作打下了基础。

此外，桑格的测序工作也为 1965 年中国科学家首次人工合成具有生物活性的牛胰岛素结晶奠定了基础。从 1958 年开始，中国科学院上海生物化学研究所、中国科学院上海有机化学研究所和北京大学化学系 3 家单位联合，以王应睐为首，由龚岳亭、钮经义、邹承鲁、杜雨苍、邢其毅、汪猷等在前人对胰岛素结构和肽链合成方法研究的基础上，开始探索用化学方法合成胰岛素。历时 6 年，终于在 1965 年得到了全人工合成的牛胰岛素结晶。这一工作意义深远，人工合成了第 1 个具有生物活力的蛋白质，突破了一般有机化合物领域到生物高分子领域之间的界限，合成胰岛素工作的简报发表于 1965 年《中国科学》(Science China)。Science 杂志评论我国胰岛素全人工合成的成就是在蛋白质合成领域中由量到质的转变。这一成果彰显了我国科学家的智慧和能力，尤其是在那个困难的年代里，他们的精神值得我们继承和发扬(图 10-3)。

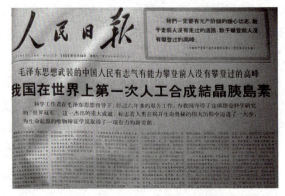

**图 10-3　1966 年 12 月 24 日《人民日报》的报道**

1969 年，英国科学家多萝西·霍奇金(Dorothy Hodgkin，1910—1994)在获得诺贝尔奖 5 年后又一次对科学的发展做出了巨大的贡献，她用 X 线晶体学方法首次成功解析了胰岛素的晶体结构。1971—1972 年，多名中国科学家在北京共同解析了胰岛素的 0.25 纳米(2.5 埃)和 0.18 纳米(1.8 埃)分辨率的晶体结构，其中后者被霍奇金博士称为是当时最为精确的胰岛素结构。在许多优秀的科学家的共同努力之下，有关胰岛素化学结构的研究也终于被画上了圆满的句号。

20 世纪 70 年代以后，随着人类对胰岛素结构认识的深入及医学的快速发展，胰岛素相关制剂的研究也取得了多项进展。1974 年，高纯度的动物胰岛素被广泛应用于临床，但由于其不良反应较多，科学家开始致力于研究一种更接近人胰岛素生物活性的胰岛素制剂。1978 年，因为重组基因工程生物合成技术的发展，世界上第 1 个利用重组 DNA 技术合成的人胰岛素诞生在一家年轻的小型生物技术创业公司——基因泰克。高纯度的重组人胰岛素也逐渐取代了动物胰岛素。如今，更加符合人体需要、更高效的第 3 代胰岛素——胰岛素类似物相继问世。第 3 代胰岛素的问世使胰岛素治疗更加灵活。胰岛素给药方式也在不断更新，胰岛素笔、胰岛素泵的推出和应用减轻了糖尿病患者的负担,让疾病不再影响患者的生活。

从1921年春第1次狗的活体实验到1922年秋首次成功的大规模生产,胰岛素的早期开发十分迅速。但两年间,班廷研究胰岛素的道路可以说是崎岖的。他也曾无数次怀疑自己,但正是他的坚持不懈才为随后100年间无数糖尿病患者带来了生的希望。不止班廷教授,我们应该对所有为胰岛素研究做出贡献的科学工作者们抱有感激之情,有了他们的工作,人类在与糖尿病斗争的历史中才终于第1次占了上风。

## 三、专业知识

### (一) 多基因病

许多常见病有家族聚集现象,但系谱分析又不符合单基因病的任何一种遗传方式,同时,发病还受到环境因素的影响。这些有一定多基因遗传基础的复杂疾病(complex disorder)也称为多基因病(polygenic disease)。复杂疾病的发病涉及多基因与环境因素的共同作用,常见的多基因遗传病包括精神分裂症、躁狂抑郁症、糖尿病、高血压和神经退行性疾病等。

### (二) 糖尿病的临床特征、遗传机制

糖尿病是一组因胰岛素缺乏或机体对胰岛素抵抗所引发的糖及脂肪为主的代谢紊乱综合征,以血糖升高为基本特征,表现为多饮、多尿、多食及消瘦等症状,若得不到有效的治疗,极可能产生一系列的并发症,如心、脑血管动脉硬化,视网膜及肾脏微血管病变,神经病变和下肢坏疽等。

糖尿病是一组与环境和遗传有关的复杂的代谢紊乱性疾病,95%以上的糖尿病呈多基因遗传,环境因素对发病的影响很大,但却有很强的遗传异质性。

1型糖尿病(OMIM％222100)患者由于胰岛β细胞膜上HLA-Ⅱ类基因异常表达,使得β细胞成为抗原呈递细胞,在环境因素(病毒感染等)作用下,免疫反应被激活,产生自身抗体,导致胰岛细胞炎症,胰岛素分泌减少。

2型糖尿病(OMIM♯125853),出现胰岛β细胞数目减少,胰岛素分泌缺陷或终末器官对胰岛素产生抗性,导致糖尿病。

以2型糖尿病为例,糖尿病的易感基因主要包括四大类:①胰岛素分泌及其相关基因;②葡萄糖代谢及其相关基因;③脂肪代谢及其相关基因;④其他与2型糖尿病相关的基因。

## 四、融入的思政教育元素

### (一) 百折不挠的精神

班廷一开始在仅有10只狗和2个助理,其余一切自备的情况下,经历了重重困难,

最终成功得到胰脏的提取液,发现了胰岛素并成功降低了血糖。

**融入**:在学习胰岛素的结构特点、功能及相关制剂的研究发展过程中,以查阅资料、讲述故事等形式进行思政教育。

### (二) 中国科学家的杰出贡献

中国科学家在前人对胰岛素结构和肽链合成方法研究的基础上,探索合成胰岛素的化学方法,于 1965 年第 1 次人工合成牛胰岛素结晶。

**融入**:通过讲述中国科学家在困难时期首次人工合成牛胰岛素结晶的故事,组织学生进行思考及讨论。

(杨云龙)

## 参考文献

1. 曹凤林,郑少雄. 胰岛素类似物:糖尿病治疗的新选择[J]. 医学综述,2007,(01):32-34.
2. 库珀,恩斯伯格. 突破——胰岛素发现创造的医学奇迹[M]. 谢琨,译. 上海:上海人民出版社,2011.
3. 李欣诺. 两次荣获诺贝尔奖的科学巨匠——弗雷德里克·桑格[J]. 现代班组,2020,(01):53.
4. 吕吉尔. 弗瑞德里克·桑格(1918—2013)[J]. 世界科学,2014,(02):62-64.
5. 母义明,赵家军,朱大龙,等. 人胰岛素和动物胰岛素的临床使用专家意见[J]. 药品评价,2014,11(15):8-10.
6. 饶建华,陈廷胜,禹腾波. 糖尿病治疗药物——胰岛素研究进展[J]. 中国实用医药,2009,4(29):220-222.
7. 王芳,申虎威,王龙. 胰岛素发展简史[J]. 中华医史杂志,2014,44(04):218-222.
8. 王建华. 胰岛素的前世今生[J]. 江苏卫生保健,2016,(17):14-15.
9. 王志均. 班廷的奇迹——胰岛素的发现[J]. 生物学通报,1993,(01):44-45.
10. 熊卫民,王克迪. 胰岛素人工合成课题的提出[J]. 中国科技史料,2002,(01):4-11.
11. 熊卫民. 胰岛素晶体结构测定研究的历程(1965—1972 年)[J]. 中国科技史杂志,2008,(03):211-227.
12. 张申碚. 从胰岛素研究的历史看生命科学研究中基础研究和开发研究的关系[J]. 生命的化学,1987,(03):45-46.
13. BROWNLEE G G. The legacy of Fred Sanger-100 years on from 1918 [J]. J Mol Biol,2018,430(17):2661-2669.
14. KARAMITSOS D T. The story of insulin discovery [J]. Diabetes Res Clin Pract,2011,93(Suppl 1):S2-S8.

15. RAJU T N. The Nobel Chronicles. 1923：Frederick G Banting（1891－1941），John J R Macleod（1876－1935）[J]. Lancet，1998,352(9138)：1482.
16. ROE B A. Frederick Sanger（1918－2013）[J]. Genome Res，2014,24(4)：xi-xii.
17. SHAMPO M A, KYLE R A. Frederick banting — Nobel laureate for discovery of insulin [J]. Mayo Clin Proc，2005,80(5)：576.
18. SINGH V. In memoriam：Frederick Sanger（1918－2013）[J]. Int Appl Sci Biotechnol，2013,1(4)：158-161.
19. TAN S Y, MERCHANT J. Frederick Banting (1891-1941)：Discoverer of insulin [J]. Singapore Med J，2017,58(1)：2-3.

# 第十一章 改写生命：基因治疗发展史

## 一、教学目标

（一）教学目标

学习基因编辑技术的发展、应用、存在的问题以及展望。

（二）思政目标

了解罗伯特·罗德、珍妮弗·杜德纳、张锋、刘如谦等科学家在基因治疗上的杰出贡献，鼓励学生学习在科研以及医学领域敢于创新的精神，并遵循医学伦理规范。

## 二、案例

随着科学技术的不断发展，到20世纪末，人类对生命的认识和精准编辑的能力上升到一个新高度，除了对遗传天书的"读"，更开始尝试"写"（即基因编辑）。大量疾病与基因密切相关，利用基因编辑技术治疗人类疾病自然也提上了日程。分子生物学家乔舒亚·莱德伯格（Joshua Lederberg，1925—2008）在1963年因DNA双螺旋模型获诺贝尔奖后，已经乐观地预言，通过修改人体基因来治疗疾病"将仅仅是个时间问题"。经过大批生物学家、医学家的不懈努力，人们逐渐发展了精益求精的基因编辑技术，并以坚实的步伐走向临床治疗。

随着人们对遗传密码的理解和对基因功能不断深入的认识，20世纪90年代开始了人类基因组计划，基因治疗在1990年进入人类的视野。1990年2月，经过繁琐复杂的申请程序后，经美国食品和药品监督管理局批准，美国国立卫生研究院的威廉·弗伦奇·安迪生（William French Anderson，1936— ）医生正式开展了针对重症联合免疫缺陷病的基因治疗。安迪生将一段功能正常的人类基因放入重症联合免疫缺陷病患者——4岁小女孩阿香提·德·席尔瓦（Ashanti de Silva，1986— ）的体细胞内，替代小女孩身体内的致命错误编码基因。席尔瓦最终康复了，这是基因疗法发展史上重要的里程碑。安迪生医生也凭借着这项手术声名鹊起，被称为"基因治疗之父"，一时间风头无两。然而后来他却自掘坟墓，因性犯罪被捕，受到应有的惩罚。对于科研工作者来说，失去十多年的科研时间是致命的,他错过了很多基因治疗的进步与发展。他在接受采访时提到:"我走出监狱看到这些关于基因治疗的文献,如同大梦初醒不知身在何处。"基因治疗发展迅猛,但都与曾经的"基因治疗之父"无关了。

1991年,第2位患有重症联合免疫缺陷病的小女孩同样接受了安迪生医生的基因治疗并且获得了成功。1992年底,美国密歇根大学医学中心用基因疗法成功治疗了一位高胆固醇血症患者。此后,基因疗法风靡全球,众多患者、医生和科学家的热情被点燃。截至2000年,全世界开展了超过500例基因治疗的临床试验,4 000多名患者参与其中。然而当时的基因治疗由于病毒载体等技术的局限性出现了严重的问题。亚利桑那男孩杰西·基辛格(Jesse Gelsinger,1981—1999)患有罕见的遗传病——鸟氨酸氨甲酰基转移酶缺乏症。1999年,这位18岁的男孩在美国宾夕法尼亚大学接受基因治疗的临床试验后不幸去世,这是基因治疗出现的第1例死亡病例。2003年,有5名接受基因治疗的患者患上了白血病。这些悲剧提示基因治疗应用于临床的技术风险。从这时起,基因治疗进入了"寒冬期"。

当时引入特定基因的治疗方法除了它自身的技术局限性外,也不能对所有遗传病进行治疗,进行更精细操作的基因编辑成为遗传学研究的热门领域。目前为止,基因编辑技术主要有3代:第1代锌指核酸酶(ZFN)技术、第2代转录激活因子样效应物核酸酶(TALEN)技术和第3代CRISPR-Cas9核酸酶技术。

第1代ZFN技术中最重要的成分是锌指蛋白。它的功能就如同人类基因组中的GPS定位系统,可快速、精确地定位到特定基因组序列。20世纪70年代,洛克菲勒大学的罗伯特·罗德(Robert Roeder,1942—  )教授因发现并纯化RNA聚合酶而被人熟知,在RNA聚合酶和DNA制造RNA的实验过程中发现了一个名叫TFⅢA的转录因子,没有人想到转录因子TFⅢA会在无意间打开基因编辑的大门。1983年科学家发现TFⅢA蛋白需要锌离子的协助。1984年,罗德鉴定了TFⅢA的氨基酸序列和其对应的DNA序列。1985年,英国科学家阿伦·克卢格(Aaron Klug,1926—2018)将他们的研究成果整合起来,终于发现了其中的DNA结合模块——锌指蛋白。然而,这种DNA序列特异性结合的能力并未立刻与基因编辑联系起来。直到1996年,约翰斯·霍普金斯大学的斯里尼瓦桑·钱德拉塞格兰(Srinivasan Chandrasegaran,1945—  )在研究内切酶时,将锌指蛋白和FokI核酸内切酶结合到一起,发展成为重要的基因编辑工具——ZFN。一个锌指蛋白只能结合有限的数个碱基,为了达到特异性,需要设计多个锌指连接,并定位到基因组特定位点上,操作十分繁琐。1995年,钱德拉塞格兰意识到这一生物工具的巨大经济价值,成立了桑加莫生物公司,将ZFN技术封锁入专利黑箱。虽然十分合理,但桑加莫公司的专利壁垒,导致ZFN技术发展缓慢,由于其收费高昂,也促使研究者们绕过其专利,不断探索新的更高效的基因编辑技术。

2009年,德国的细菌学家乌拉·伯纳斯(Ulla Bonas,1955—  )在感染植物的黄单胞菌中发现一种特殊的蛋白质——转录激活因子样效应物(transcription activator-like effector，TALE)，该蛋白质可以结合植物宿主基因组并激活转录。虽然是跨物种的蛋白，但其结合 DNA 的能力与锌指蛋白十分类似。比锌指更好的是，TALE 核酸酶和 DNA 碱基是一对一，而非一对多的关系，这样对特定序列的蛋白设计更为便捷，具有明显的优越性。这位细菌学家敏锐地注意到了其基因编辑潜力，在 2009 年 Science 杂志以封面文章报道了这一跨物种的全新应用。到了 2012 年，转录激活因子样效应物核酸酶(TALEN)技术逐渐取代了 ZFN 技术，成为基因编辑的第 2 代技术。

然而，编码 DNA 结合蛋白来达成基因组位点特异性仍显复杂和低效。第 3 代 CRISPR - Cas9 核酸酶技术在这一点上有了突破。1987 年，日本科学家在研究大肠埃希菌的基因组 DNA 时发现了一系列重复序列，起初并未得到任何关注。1993 年，西班牙的科学家弗朗西斯科·莫西卡(Francisco Mojica，1963—　)在另一种细菌——地中海嗜盐菌中再次发现了这种重复序列，终于引起了科学家的注意。莫西卡之后在 20 种微生物中都发现了这种名为 CRISPR 的重复 DNA 结构，却不了解这些重复片段的意义。在嗜热链球菌中人工添加 CRISPR 序列后，发现可以帮助细菌抵挡某种对应的病毒入侵，证明 CRISPR 的功能是细菌对抗病毒的免疫系统成分。科学家们起初并未意识到这一细菌免疫系统与基因编辑的关系。2011 年，美国加利福尼亚伯克利分校的结构生物学家珍妮弗·杜德纳(Jennifer Doudna，1964—　)在会议中与瑞典于默奥大学的埃马纽埃尔·沙尔庞捷(Emmanuelle Charpentier，1968—　)(图 11-1)探讨 CRISPR，提到了后来的明星蛋白——Cas9。之后两人开展了合作，在 2012 年首先证明了 CRISPR——Cas9 可成为新一代的基因编辑工具。终结了刚刚兴起的 TALEN 技术风潮。她们开创的这一革命性的编辑技术具有显著的易用性和多功能性，席卷了全世界的实验室，并最终为她们赢得了 2020 年的诺贝尔化学奖。

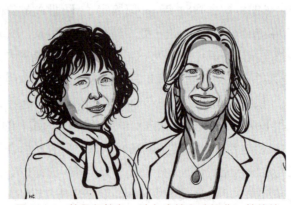

图 11-1　埃马纽埃尔·沙尔庞捷和珍妮弗·杜德纳

CRISPR - Cas9 在 21 世纪被发现后，众多研究人员的投入促使其突飞猛进的升级并工具化。2013 年初，哈佛大学医学院的乔治·丘奇(George Church，1954—　)和麻省理工学院 Broad 研究所的张锋(图 11 - 2)相继证明人工设计的 CRISPR 序列和 Cas9 蛋白结合,可以对人类基因组进行高效编辑。这一技术直接利用 CRISPR RNA 与 DNA 配对识别,利用 Cas9 进行切割。仅需设计几十个碱基即可,经济、高效、可编程,立刻风靡基因编辑领域。由于基因编辑技术的巨大经济价值,加州大学伯克利分校的杜德纳和 Broad 研究所的张锋开展了专利之争。2018 年 9 月 10 日,美国联邦巡回上诉法院裁定,麻省理工学院张锋教授及其所属的 Broad 研究所拥有的 CRISPR 专利有效。无论专利判定如何,这一技术为各类疾病的治疗带来了新的希望。2016 年底,世界上第 1 例 CRISPR - Cas9 人体试验在中国四川大学附属华西医院进行,中国科学家将肺癌患者的免疫细胞提取出来,用 CRISPR - Cas9 技术修改了一个基因,再将这些细胞注入患者体内,以期这些细胞可以攻击患者体内的肿瘤,从而攻克肺癌。

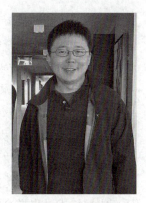

图 11 - 2 张锋

新的基因编辑技术还在发展中。2020 年 7 月,哈佛大学生物化学家刘如谦与华盛顿大学科学家合作的有关基因编辑的论文在 Nature 杂志发表,他们开发出"第 1 例线粒体 DNA 精确编辑的分子工具"。他们开发的不依赖 CRISPR 的碱基编辑器——无 RNA 的 DddA 衍生的胞嘧啶碱基编辑器(DdCBE),能够实现对线粒体基因组的精准编辑,这为研究线粒体遗传病和治疗线粒体遗传病带来重大突破。

随着基因编辑技术的发展,它正在坚定地走向临床。从 2012 年开始,基因治疗的春天逐渐到来。2017 年,在针对大疱性表皮松解症的一项试验中,科学家利用干细胞技术,将患者 LAMB3 突变的皮肤细胞培养成为原代角化细胞,随后对其进行基因改造,获得正常表型后,逐渐培养这种转基因表皮,通过皮肤移植手术将其敷在准备好的真皮创伤部位,替换了这名患者的几乎所有表皮。随访证明这种功能完备的表皮由少量的转基因表皮干细胞维持,在体内自我更新,达到了治愈的效果。

在基因治疗走向临床的路上,挥舞着"上帝的手术刀"的科学家需要注意的是医学伦理问题。虽然利用基因编辑技术产生的基因改造生物已经十分常见。但在人体,尤其是胚胎上进行操作仍是伦理禁区。2015 年 4 月,中山大学黄军利用废弃的、仅能存活几十个小时的胚胎三原核进行基因编辑。这项工作虽然符合中国的法律法规及国际生命伦理准则,但首次编辑人类胚胎的工作推进了基因编辑技术的应用边界,引起了国内外的争议。2015 年 12 月,美国国家科学院、美国国家医学院、中国科学院和英国皇家学会在华盛顿召开了第 1 届人类基因编辑峰会,各方在会上达成共识,允许开展人类胚胎基因编辑的基础研究,但强调指出,现在就把该技术投入临床使用的做法"不负责任"。

2018 年 11 月 26 日,中国学者贺建奎通过媒体宣布:"一对名为露露和娜娜的双胞胎基因编辑婴儿在中国健康出生。"消息一出,立刻受到全世界的关注并且引起了巨大争议。贺建奎团队声称,他们使用 CRISPR - Cas9 基因编辑技术修改了 CCR5 基因,使出生的婴儿能够天然抵抗人类免疫缺陷病毒(HIV)。然而，该实验有以下安全性问题：①基因编辑技术安全性尚未完全证实；②CCR5 基因缺失后果未知；③和成人的基因编辑不同，这一编辑的后果可传递给后代。除了安全性问题之外，编辑人类胚胎还涉及大量的医学伦理问题：是否有利于人类的繁衍？如何界定可实施的基因编辑行为？如何公平对待未出生的儿童？如何防范加强型而非治疗性的基因改造？贺建奎的实验从技术上来说是简单的，但有太多问题目前无法解决。

在基因编辑技术快速发展的过程中，我们看到资本与科学交织，伦理与技术纠缠。人们对这一技术有无比的期待，也有着深深的担心。科学的脚步不会停滞，但人类需要认真审视技术进步带来的伦理道德问题，并尽快提出解决方案。在这个技术突破可能改变人类发展的历史关口，我们回望第 1 个接受基因治疗的患者阿香提·德·席尔瓦，如今，她已经结婚，在芝加哥做遗传咨询师。她说："如果你问我的父母或是问我，(基因治疗)是有用的。诊断书上已经写明了我的命运，但我还站在这里。"

### 三、专业知识

#### （一）基因编辑技术的分类
（1）第 1 代 ZFN 技术。
（2）第 2 代 TALEN 技术。
（3）第 3 代 CRISPR‑Cas9 核酸酶技术。

#### （二）CRISPR‑Cas9 核酸酶技术的特点
CRISPR‑Cas9 在自然界中原本的功能是细菌的免疫系统，现在作为一种基因编辑工具，CRISPR‑Cas9 主要有 2 个元件：CAS9 核酸酶和 guide RNA，是一种由 RNA 指导 Cas 核酸酶对靶向基因进行特定 DNA 修饰的技术。

### 四、融入的思政教育元素

#### （一）尊重生命，遵循医学伦理道德
贺建奎团队利用 CRISPR‑Cas9 基因编辑技术修改人类胚胎引起了巨大争议，其涉及的安全性问题和医学伦理问题仍无法解决。

**融入**：在学习基因编辑技术以及基因治疗相关知识的过程中，结合贺建奎的基因编辑婴儿事件，组织学生对医学伦理问题进行思考以及讨论。

#### （二）尊重知识产权，保护发明创造
桑加莫公司将 ZFN 技术放入专利黑箱以期获得更多利益。杜德纳与张锋的专利纷争说明了知识产权可能带来的巨大经济利益，对其进行保护具有必要性。

**融入**：通过讲述知识产权争夺战的故事，组织学生进行课堂讨论，以理解知识产权保

护的重要性及局限性。

（杨云龙）

## 参考文献

1. 陈曦,陈亮,李大力.基因治疗在临床应用中的研究进展[J].生物工程学报,2019,35(12):2295-2307.
2. 郭晓强,黄卫人,蔡志明.一种全新DNA编辑工具——CRISPR-Cas9技术[J].科学通报,2015,60(30):2833-2835.
3. 郭晓强.CRISPR-Cas9技术发展史:25年的科学历程[J].自然杂志,2016,38(04):278-286.
4. 李沛哲.CRISPR/Cas9技术的发展与应用[N].科学导报,2019-08-20(B02).
5. 廖青.基因编辑CRISPR专利诉讼案正将学界撕裂[J].河南科技,2017,(06):39-40.
6. 林玲,张新庆.基因编辑婴儿的伦理、法律和社会蕴含[J].科技导报,2019,37(06):13-18.
7. 吕舟舟.基因编辑技术应用的安全性伦理审视[D].南京:南京师范大学,2019.
8. 牛煦然,尹树明,陈曦,等.基因编辑技术及其在疾病治疗中的研究进展[J].遗传,2019,41(07):582-598.
9. 王丽娜.基因编辑技术再获突破[J].科技导报,2017,35(21):7.
10. 王志均.上帝的手术刀[M].杭州:浙江人民出版社,2017.
11. ADLI M. The CRISPR tool kit for genome editing and beyond[J]. Nat Commun, 2018,9(1):1911.
12. Broad institute of MIT and Harvard. New molecular tool precisely edits mitochondrial DNA[EB/OL]. (2020-07-08)[2021-10-01]. https://www.sciencedaily.com/releases/2020/07/200708121436.htm
13. LUX C T, SCHARENBERG A M. Therapeutic gene editing safety and specificity[J]. Hematol Oncol Clin North Am, 2017,31(5):787-795.
14. MEMI F, NTOKOU A, PAPANGELI I. CRISPR/Cas9 gene-editing: Research technologies, clinical applications and ethical considerations[J]. Semin Perinatol, 2018,42(8):487-500.
15. NEMUDRYI A A, VALETDINOVA K R, MEDVEDEV S P, et al. TALEN and CRISPR/Cas genome editing systems: tools of discovery[J]. Acta Naturae, 2014,6(3):19-40.
16. PHILIPPIDIS A. Gene therapy briefs[J]. Hum Gene Ther Clin Dev, 2018,29

(4):172-175.
17. ROSSANT J. Gene editing in human development: ethical concerns and practical applications [J]. Development, 2018, 145(16):1-3.
18. SCOTT A. How CRISPR is transforming drug discovery [J]. Nature, 2018, 555(7695):10-11.
19. WIRTH T, PARKER N, YLÄ-HERTTUALA S. History of gene therapy [J]. Gene, 2013, 525(2):162-169.

# 第三篇

## 人物篇

# 第十二章 杜传书与"蚕豆病"

## 一、教学目标

### (一) 教学目标

掌握先天性代谢性疾病的概念和共同规律。熟悉几种典型先天性代谢性疾病的临床表现、分子机制、遗传特征、预防和治疗。

### (二) 思政目标

了解杜传书教授在"蚕豆病"临床诊疗及发病机制研究方面的杰出贡献,学习杜传书教授不惧环境艰苦,努力钻研的科学精神。杜传书教授研究的科学问题起源于临床,其目的是致力于降低葡萄糖-6-磷酸脱氢酶缺乏症的发病率,为广大人民群众服务,是医者精神的体现,鼓励学生们树立良好的价值观,向老一辈医务工作者学习。杜传书教授一辈子都致力于"蚕豆病"的研究,紧跟国际研究的前沿,并且有着很好的科研传承,实验室已经有四代人致力于蚕豆病的研究,目前研究仍在继续,科研道阻且长,鼓励学生们培养自己坚持不懈的科研精神和执着追求的敬业精神。

## 二、案例

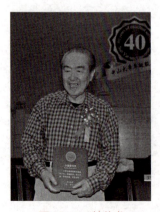

**图 12-1 杜传书**

杜传书(1929—2021)(图 12-1)是我国著名的医学遗传学家,一直致力于先天性代谢缺陷"蚕豆病"的病因、发病机制、筛查和防治等方面的工作,著书立说,教书育人,为我国医学遗传学和医药卫生事业的发展做出了巨大的贡献。

中华人民共和国成立后不久的 50 年代中期,我国粤东地区出现了大量人群在进食蚕豆后发生急性溶血性贫血的情况,患者达 1000 人以上,许多患者因此失去了生命,这种病被称为"蚕豆病"。广东省非常重视这件事,邀请了华西医学院杜顺德医生和他的儿子杜传书进行现场调查。

杜顺德正是"蚕豆病"的命名者。1951 年 4—5 月间,杜顺德收治了8例具有相同临床特征的患儿,患儿均突然出现酱油色尿、脾大及贫血。杜顺德给出了急性溶血性贫血的诊断,但病因不清。通过查阅文献,杜顺德发现在地中海地区有一种类似的急性溶血性贫血是由于食用蚕豆引起的。他进一步询问了8名患儿患病前的进食情况,结果发现所有的孩子在发病前两三天都吃过蚕豆。于是杜顺德在中国首先将吃蚕豆引起的急性溶血性贫血命名为"蚕豆病",并将相关病例写成论文发表在1954年的《中华医学杂志》英文版上。杜顺德总结了蚕豆病的特点:发病多在3—5月蚕豆成熟之季节,男孩多见,婴幼儿多见,大多在吃蚕豆2天后发生急性溶血性贫血。这一发现很快引起了国内医学界的重视,随后全国多地,陆续有"蚕豆病"的报告,以两广地区和一些边缘山区高发。

杜传书于1929年9月出生,从小受到父亲的影响,立志学医。1952年,杜传书毕业于四川医学院医疗系,并留校工作。2年后,杜传书调到广州医学院工作。1955年,广东兴宁县及周边暴发1000多例"蚕豆病",作为广东省卫生厅组织的抢救小组的一员,杜传书到了临床一线,开始接触"蚕豆病"。也正是粤东"蚕豆病"大流行使杜传书从"蚕豆病"入手,开始了葡萄糖-6-磷酸脱氢酶(glucose-6-phosphate dehydrogenase,G6PD)缺乏症的系统研究。杜传书和他的团队一直奋战在"蚕豆病"防治的一线,深入现场进行调查。当时"蚕豆病"的病因、发病机制、遗传规律和防治手段都不清楚,患者的病死率很高。杜传书和同事们全身心投入"蚕豆病"的防治工作中,尽可能挽救患者的生命,最终制订了有效的治疗方案,将病死率从8%降至1%以下。杜传书深深地明白,一种疾病如果发病机制不清楚,将会影响疾病的临床治疗。因此,在防治"蚕豆病"的同时,他带领整个团队开始了"蚕豆病"发病机制的研究。

一线的临床工作为杜传书提供了大量宝贵的流行病学调查资料。根据调查结果,杜传书否定了国外某些科学家提出的蚕豆花粉致病的理论。研究过程中,杜传书还注意到一个特别的现象,就是粤东地区"蚕豆病"发病人群中男孩明显多于女孩。由于当时遗传学的知识并不普及,杜传书和他的团队花费了大量时间寻找外因。然而也正是因为"蚕豆病",杜传书开始学习遗传学知识,认真研读了方中熙和刘祖洞先生的《普通遗传学》和《遗传学》,并向卢惠霖、方中熙、刘祖洞、张孝骞、吴旻和罗会元等遗传学前辈请教学习。通过孜孜不倦地学习和努力,杜传书明确了"蚕豆病"的遗传方式为X连锁遗传,并开创了将生物化学研究结果通过家系分析来阐明酶缺乏引发遗传病的研究思路。学习、思考的过程让杜传书从最初不懂遗传学知识的临床医生成长为了一名医学遗传学家,于1983年和刘祖洞先生共同主编了遗传学的权威书籍《医学遗传学》(图12-2),并于1991年和2014年修订出版了第2版和第3版,

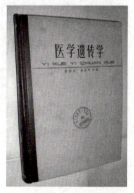

图12-2 《医学遗传学》(杜传书、刘祖洞主编)

产生了深远的影响。

经过几年艰苦的研究,1961年,杜传书团队证实了我国的"蚕豆病"是由于缺乏G6PD而引起的,并相继发表了"蚕豆病病因发病机制研究"的系列论文。相关的研究思路、研究理论拓宽了我国人类生化遗传学研究领域,并开创了我国先天性代谢缺陷的研究方向。科学研究的最终目的是为临床服务,为了筛查出"蚕豆病"患者,更好地预防"蚕豆病"的发生,杜传书结合农村的实际情况,设计了"微量高铁血红蛋白还原试验",进行地区性"蚕豆病"筛查,在兴宁县2个公社抽查了38 442人,发现"蚕豆病"的患病率为5.4%。通过普查普防,提出了综合性预防措施,使2个公社当年"蚕豆病"的患病率分别降低了50%和82.7%。这一成果于1979年获得广东科学大会奖。也是在1979年,在实验条件非常简陋的条件下,杜传书以超人的毅力和对科研的热情,勤奋努力,鉴定出了我国第1个G6PD酶变异型(黎族-白沙型)。20世纪80年代,在第1批自然科学基金资助下,杜传书创立了更利于筛查和使用的"NBT纸片筛查法",并组织了G6PD的研究协作,对我国12个民族近40 000人的抽样调查揭示了该病的流行病学特点。发现该病基因频率在0.000 0~0.448 3,呈"南高北低"的分布规律,而且同一民族不同地区的基因频率有明显差异,同一地区不同民族间反而差异不大,为"蚕豆病"的预防工作提供了基础资料和理论依据。杜传书在广东、海南、贵州和四川等省研究了120多例"蚕豆病"患者酶的动力学特点,首次发现和鉴定了16种G6PD突变型,获得了国际同行的认可,并应邀在国际会议上做了相关的学术报告。1984年,杜传书赴日本学习了红细胞酶学技术,回国后开展了"红细胞遗传性酶缺陷致溶血性贫血"的研究,先后建立了23种红细胞酶测定法。通过研究发现了我国几种遗传性红细胞酶缺乏导致的溶血性贫血的病因。

"蚕豆病"所引起的新生儿黄疸会发展成核黄疸,最终导致智力低下或死亡,是严重危害人类健康的疾病。为此,杜传书主持了"七·五"攻关项目"G6PD致儿童智力低下防治研究",不仅建立了检测"蚕豆病"患者的G6PD/6PGD比值法,提高了杂合子的检出率;还通过一系列综合性防治措施降低了G6PD导致患儿核黄疸的发生,使发病率由12.4%降至0.9%。1987年,杜传书主编了《蚕豆病》一书(图12-3),由人民卫生出版社出版,是国内第1本系统介绍"蚕豆病"的著作。

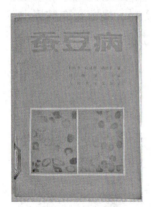

图12-3 《蚕豆病》(杜传书、许延康、胡修平著)

随着国内外对"蚕豆病"研究的展开以及基因检测水平的提升,有研究表明G6PD定位于Xq28。1991年,美籍华人埃尔森(Ellson)发表了 *G6PD* 基因的全序列,基因全长约20kb,由13个外显子组成,编码515个氨基酸。杜传书实验室对"蚕豆病"的研究也进入了分子水平。在埃尔森的帮助下,杜传书团队与台湾学者合作,于1992年首先报道了中国人常见的2种 *G6PD* 突变,即 *G1388A* 和 *G1376T* 突变。对云南和贵州的傣族、黎族、布依族、水族、白族、纳西族、仡佬族、景颇族、哈尼族的 *G6PD* 突变型进行了分子遗传学的研究,发现在这些少数民族中 70%～80%仍为广东发现的 3 种常见突变,即 *G1388A*、*G1376T* 和 *A95G*。杜传书和他的团队还应用定点诱变技术对 *G6PD* 基因进行了结构和功能的初步探讨。

杜传书一生的研究都围绕着"蚕豆病",直至今日仍有许许多多关于该病的未解之谜是他想要研究清楚的。于是师道传承,在杜传书的带领下,目前已经是第 4 代研究人员致力于"蚕豆病"的研究。因"蚕豆病"结缘遗传学的杜传书不仅出版了权威的《医学遗传学》专著及多部遗传相关著作,还坚持深入基层,建立预防遗传病的"广东省三级遗传咨询网",向基层人员传授遗传知识。

## 三、专业知识

先天性代谢缺陷(inborn errors of metabolism)也称遗传性酶病,指由于遗传原因(通常是基因突变)而造成的酶蛋白质分子结构或数量的异常所引起的疾病。根据酶缺陷对机体代谢的影响不同,将先天性代谢缺陷分为糖代谢缺陷、氨基酸代谢缺陷、脂肪代谢缺陷、核酸代谢缺陷、内分泌代谢缺陷、溶酶体沉积病、药物代谢缺陷和维生素代谢缺陷等。其中"蚕豆病"属于糖代谢缺陷,是一种常见的 X 连锁隐性遗传病。临床上主要表现为一组溶血性疾病,包括"蚕豆病"、药物性溶血、新生儿黄疸、某些感染性溶血和慢性非球形细胞溶血性贫血。在我国多数"蚕豆病"患者没有临床症状,但在诱因作用下发病。我国发病率呈南高北低的特点。广东汉族人可达 8.6%,云南德宏傣族高达 17.4%,北方各省则较少见。*G6PD* 基因突变具有高度遗传异质性。至 2017 年 3 月,全球已发现致病的 *G6PD* 基因突变型 221 种,其中我国 31 种。中国人群中最常见的 *G6PD* 基因突变型为 c.1376G>T、c.1388G>A、c.95A>G 及 c.871G>A。

## 四、融入的思政教育元素

### (一) 老一辈科学家的医者精神

杜传书研究的科学问题起源于临床,其初心是降低 G6PD 缺乏症的发病率,为广大人民群众服务,是医者精神的体现。杜传书研究 G6PD 缺乏症的机制,并建立有效的筛查方法应用于临床。鼓励学生们树立良好的价值观,向老一辈医务工作者学习,研究选择的科学问题要有真正的临床意义,并最终能进行成果转化,服务于临床。

**融入:**在讲述 G6PD 缺乏症发病机制时,讲述杜传书几十年来致力于 G6PD 缺乏症研究、诊治的故事。

### (二) 坚持不懈的科研精神和执着追求的敬业精神

一辈子把一件事做好是非常不容易的事情,而杜传书教授一辈子都致力于"蚕豆病"的研究,从流行病学调查到临床诊断、治疗,从遗传方式到分子机制的研究,一直紧跟国际研究的前沿,对 G6PD 缺乏症的研究逐渐深入。科研道阻且长,鼓励学生们培养自己坚持不懈的科研精神和执着追求的敬业精神。

**融入**:组织学生搜集杜传书研究的小故事,讨论杜传书的科学精神和敬业精神及对自己未来工作、学习的启示。

(杨 玲)

## 参考文献

1. 杜传书. G6PD 研究的始末[J]. 国际遗传学杂志,2009,32(4):1-2.
2. 杜传书. 我国葡萄糖-6-磷酸脱氢酶缺乏症研究 40 年的回顾和展望[J]. 中华血液学杂志,2000,21(4):174-175.
3. 郭奕斌. 医学遗传学家杜传书[J]. 遗传,2013,35(1):118-120.
4. 佚名. 学者——普通劳动者——记中山医大杜传书教授[J]. 高教探索,1989,3:68-69.
5. 佚名. 中山大学中山医学院杜传书教授[J]. 中山大学研究生学刊(自然科学、医学版),2002,1:112-113.

## 第十三章　曾毅：士不可不弘毅

### 一、教学目标

#### （一）教学目标

学习肿瘤病毒学及其在肿瘤遗传学上的重要作用。理解 EB 病毒与鼻咽癌的关系以及诊断方法革新的重大作用。

#### （二）思政目标

了解曾毅院士的生平及其在科学上的重大贡献。了解我国在鼻咽癌研究、治疗领域的领先地位。鼓励学生学习他追求理想的坚定决心、投身科研奋不顾身的精神以及心怀家国的情怀。

### 二、案例

曾毅（图 13-1）是我国著名的病毒学和肿瘤学专家，中国科学院院士，原中国预防医学科学院院长，中国疾病预防控制中心病毒预防控制所研究员，北京工业大学教授。曾毅院士的一生都在与病毒作战，把"一切为了人民健康"作为他毕生的追求。2020 年 7 月 13 日，这位优秀的科学家以 92 岁高龄与世长辞，他的精神和贡献将长存人心。

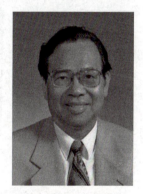

图 13-1　曾毅

1929 年 3 月，曾毅出生于广东省揭西县的一个商人家庭，从小聪颖且热爱读书。中学毕业时他立志学医，于是年仅 17 岁便背井离乡，由汕头坐货轮去上海读大学，然而货轮上没有床位，晚上只能睡在露天的甲板上或货物堆上。据曾毅回忆："当时我想考上海医学院，但赶到上海时已经错过了考试的日子，只能先考到复旦大学。"在复旦大学商学院做大一新生的曾毅，怀抱着学医的理想，参加了 1947 年夏天的上海医学院考试，如愿进入上海医学院（图 13-2）。

中华人民共和国成立前的上海社会运动风起云涌，上海医学院的进步青年成立了中

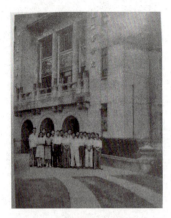

图 13-2　曾毅与同学在上海第一医学院东一号楼前合影

国共产党的外围组织——以学校附近的枫林桥命名的"枫林社"。曾毅作为一名进步青年，积极参加学生运动。1949年4月，社会动荡，曾毅等上海医学院进步学生33人被国民党军警特务追捕，所幸趁乱逃过一劫，这才得以回到学校继续学业。正是这种不畏强权、心怀国家的信念支撑他在之后的科研生涯中不断探索进步。

在学习之外，曾毅在上海医学院的社团活动中结识了小一届的学妹李泽琳，并在科学道路上相伴终身。曾毅成为我国著名的病毒学家，李泽琳成为我国著名的药理学家。1952年，曾毅毕业于上海第一医学院（图13-3），虽然他很想做一名临床医生，但当时新中国成立不久，由于简陋的卫生条件，脊髓灰质炎、伤寒、霍乱等传染病流行，不少人因此丧命。这些亲眼所见的场景深深震撼了年轻的曾毅。于是他改变了想法，留校参加微生物高级师资培训班，进入了微生物和病毒学研究领域。1953年，他怀着"服从分配，到祖国最需要的地方去"的理想，与李泽琳等同学一起奔赴海南岛，创办海南医专，但是由于天气环境实在恶劣，连宿舍都被台风摧毁，不得已，最终停止办学。曾毅也被调到了广州中山医学院微生物学教研室工作。

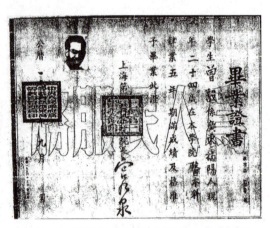

图 13-3　曾毅在上海第一医学院的毕业证书

1960年初，曾毅开始研究肿瘤病毒。要了解他的工作，需要讲到肿瘤病毒这一概念。早在1911年，弗朗西斯·佩顿·鲁斯（Francis Peyton Rous，1879—1970）就发现了Rous肉瘤病毒（RSV），并提出病毒可能导致肿瘤的概念。但这一理念直到20世纪50年代仍备受争议。在1957年，爱尔兰外科医生丹尼斯·帕森斯·伯基特（Denis Parsons Burkitt，1911—1993）在乌干达医院工作时，发现一位5岁的男孩具有明显的下颌肿瘤，几天后又发现了一例——这些肿瘤增殖十分迅速，是已知生长最快的人类肿瘤。这引起了他的强烈好奇,在和其他人的交流中,伯基特发现某些地区可能具有类似的肿瘤发病。因此他做了一个大胆而精彩的实验:由于肿瘤生长位置十分明显且增殖迅速容易被发现,当地医院应该见过类似的病例,于是他花了 25 英镑,寄出 1 000 份问卷,从而绘制了这个特定肿瘤的分布地图。他发现,这种肿瘤竟然是一种与地理、气候相关的疾病,只在高温、高湿的地区发病。这就是著名的伯基特淋巴瘤。1961 年 3 月 22 日,伯基特回到英国休假时,在伦敦米德尔赛克斯医院做了一场关于伯基特淋巴瘤的报告。年轻医生安东尼·爱泼斯坦(Anthony Epstein,1921— )参加了这场报告会,他认为这种受气候影响的肿瘤一定有其生物学原因,很可能就是病毒。当时的他并不知道,这将是他职业生涯的转折点,也是肿瘤病毒学的开端。随后的数年中,爱泼斯坦实验室致力于从伯基特淋巴瘤中分离病毒。他和助手伊冯娜·巴尔(Yvonne Barr,1932—2016)解决了淋巴瘤细胞的培养问题,终于在 1963 年底分离出了伯基特淋巴瘤的第 1 个衍生株 EB1,以爱泼斯坦和巴尔的首字母命名。这株淋巴瘤细胞至今仍在各大实验室中培养。利用淋巴瘤细胞,他们发现了一种全新的人类疱疹病毒——EB 病毒。随后在科学家多年的工作中,人们按照罗伯特·科克(Robert Koch,1843—1910)法则验证了 EB 病毒的确是伯基特淋巴瘤的病因,并开创了肿瘤病毒学(图 13-4)。

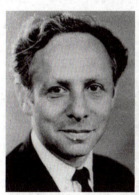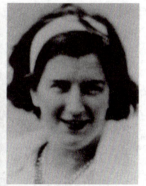

图 13-4　安东尼·爱泼斯坦(左)和伊冯娜·巴尔(右)

虽然曾毅不是遗传学家,但他的工作在肿瘤遗传学领域却广为人知。曾毅一生的研究涉及多种肿瘤病毒以及艾滋病病毒。其中 EB 病毒和鼻咽癌的研究工作是他最突出的贡献。曾毅于 1973 年开始研究有"广东癌"之称的我国高发恶性肿瘤——鼻咽癌与 EB 病毒的关系,经过不断的摸索与研究,成功建立了一系列简单有效的鼻咽癌血清学诊断方法——免疫酶法,替代了国外检测病毒免疫球蛋白 A 的免疫荧光法。1977 年,曾毅与其研究团队带着自己创建的这种新型血清学诊断方法,与广西壮族自治区人民医院、苍梧县鼻咽癌防治所及梧州市肿瘤研究所组建了鼻咽癌协作组,开展了大规模的血清学普查工作,这些早期筛查挽救了很多患者的生命。曾毅的工作得到国际学界的高度评价,EB 病毒的发现者爱泼斯坦教授在其专著《EB 病毒》一书中称曾毅的"这些卓越的新进展,是应用病毒血清学方法进行普查诊断人类癌症的第 1 个例子"。与此同时,曾毅也同步进行了实验室的研究工作,他首次证明 EB 病毒感染胎儿鼻咽部黏膜上皮细胞,在环境促癌物的协同作用下诱发上皮细胞癌变。这提示同伯基特淋巴瘤一样,具有地域特色的鼻咽癌,也是由 EB 病毒感染导致,为肿瘤病毒学提出了新的证据。如今,在肿瘤遗传学中,研究人员认识到,致癌病毒通过引入基因改变等方法,大约导致 20% 的癌症。而使用疫苗避免致癌病毒已经正式走入临床,保护着大量易感人群。这个学术领域离不开曾毅的贡献。爱泼斯坦教授也对此工作表示了高度赞扬并"完全同意曾毅对中国鼻咽癌病因的看法"。德国的科学家这样评论曾毅的工作:"这项工作得到了世界范围的承认,并代表着不仅仅是 EB 病毒而且是整个肿瘤病毒领域面向患者的基础研究的一项杰出成就。这一发现具有十分重大的实际意义,因为其可在发病 5 年前就可检查出特异性抗体。而且,查出的患者中 92% 是早期鼻咽癌,而不经此血清学检查的患者,仅有 30% 是早期的。这一点之所以极为重要,是因为早期鼻咽癌患者的治愈率可达 70%～90%。该研究的设计及其最终结果的评价均是举世无双的,这已成为该领域所有科学家研究工作的一项非常重要的参考。"曾毅的工作无疑对鼻咽癌病因和疫苗的研制具有非常重要的意义(图 13-5)。除此以外,1976 年他在国际上首次建立了第 1 株鼻咽癌高分化癌细胞株(CNE-1),1980 年又建立了国际上第 1 个低分化癌细胞株(CNE-2),迄今仍在鼻咽癌实验室中广为使用。有关鼻咽癌的工作,曾毅做了 40 多年,从未止步。

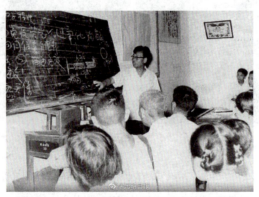

**图 13-5　曾毅在讲解新型血清学诊断方法**

1984 年,曾毅院士并没有在多重荣誉面前止步,又开始了艾滋病病毒的研究。1981 年 6 月 5 日,美国疾病预防控制中心登载了 5 例艾滋病病例报告,这是世界上第 1 次有关艾滋病的正式记载。曾毅院士迅速投入工作,在 1987 年,他成功分离出了我国第 1 株艾滋病病毒 HIV-1AC 株,研究出诊断试剂盒,为接下来深入了解艾滋病病毒,制备诊断试剂和研究疫苗创造了条件。此外,他去河南等地深入调查艾滋病通过卖血途径传播的问题,并无畏地揭露艾滋病传播的真实情况。曾毅院士的许多学生如今成长为疾病预防控制领域的中坚力量。在像曾毅院士一样的老一辈科学家的影响下,新时代的科学家也将以"弘毅"之精神,在科研路上不断求索,以酬科学之发展,疗民间之疾苦。

## 三、专业知识

### (一) 肿瘤发生的遗传与环境的交互作用

EB病毒是爱泼斯坦等利用伯基特淋巴瘤细胞发现的一种人类疱疹病毒,开辟了肿瘤病毒学这门学科,并为肿瘤遗传学提供了新的证据。

### (二) 鼻咽癌

鼻咽癌是在中国、东南亚部分地区高发的一类肿瘤,曾毅院士首次证明EB病毒感染胎儿鼻咽部黏膜上皮细胞,在环境促癌物的协同作用下诱发上皮细胞癌变。这提示同伯基特淋巴瘤一样,具有地域特色的鼻咽癌,也是由EB病毒感染导致,为肿瘤病毒学提出了新的证据。目前我国在鼻咽癌研究方面走在世界前列。

## 四、融入的思政教育元素

### (一) 为人民重大需求服务的无畏精神

曾毅院士到海南建设医专、为鼻咽癌筛查创造新方法、为艾滋病研究创造条件等,均面向国家及人民的重大需求。

**融入:** 通过讲述曾毅院士的生平以及他在学术上的重大贡献,组织学生进行课堂讨论。

### (二) 进步青年心怀家国的情怀

曾毅院士心系人民,加入上海医学院的进步青年社团——"枫林社",积极参加学生运动。不畏强权。这些精神也成为日后科研探索中的催化剂。

**融入:** 通过讲述曾毅院士在复旦大学及上海医学院的求学生涯,讨论他作为进步青年兼济天下的家国情怀。

(杨云龙)

## 参考文献

1. 谷淑燕,赵文平,曾毅,等. 从低分化鼻咽癌病人建立鼻咽癌上皮细胞株[J]. 癌症,1983,(02):70-72.
2. 黎润红,王承志. 曾毅:中国EB病毒与鼻咽癌研究的先驱[J]. 今日科苑,2018,(12):61-69.
3. 刘振声,李宝民,曾毅,等. EB病毒与促癌物协同作用诱发人鼻咽恶性淋巴瘤和未分化癌的研究[J]. 病毒学报,1996,(01):1-8.
4. 陆德敏. 陈嘉庚医学奖获得者——曾毅[J]. 中国肿瘤,1992,(03):32.
5. 马力. 访曾毅院士[J]. 中华医学信息导报,1997,(21):5.
6. 孙馨. 毅者人生：访医学病毒学家曾毅院士[J]. 中国卫生人才,2013,(06):18-19.
7. 王备. 人终将比病毒聪明——访著名艾滋病学者、中科院院士曾毅[J]. 中国科技月报,2000,(12):6-9.
8. 王庆. 曾毅：只为挽救更多生命[J]. 国际人才交流,2014,(08):34-35.
9. 佚名. 医学病毒学专家曾毅院士[J]. 癌症,2000,(07):731.
10. 曾毅. 曾毅院士集[M]. 北京：人民军医出版社,2014.
11. CRAWFORD D H, RICKINSON A B, JOHANNESSEN I. Cancer Virus：The story of the Epstein-Barr virus[M]. Oxford University Press,2014.
12. JIA H P, ZENG Y. A controversial bid to thwart the 'Cantonese cancer'[J]. Science,2008,321(5893):1154-1155.

## 第十四章　2n=46，徐道觉与蒋有兴的故事

## 一、教学目标

### (一) 教学目标

掌握人类染色体正常的数目、结构和形态；掌握人类染色体的分组和核型；掌握人类染色体标本的制备和 G 显带技术；了解人类染色体的多态性和人类细胞遗传学命名的国际体制(ISCN)。

### (二) 思政目标

从染色体研究开始到人类染色体数目"2n=46"最终确定经历了几十年的时间，饱含了科学家们的艰辛努力，其中华裔科学家徐道觉和蒋有兴的研究起着关键的作用。了解徐道觉和蒋有兴在遗传学上的贡献，学习他们对科学孜孜不倦的钻研精神，产生身为中国人的自豪感；以徐道觉的遗憾和蒋有兴的获奖，鼓励学生在科学探索中不畏惧权威，敢于挑战，勇于创新的精神。

## 二、案例

当人们明白染色体就是基因的载体之后，遗传学家们最感兴趣的问题之一就是人类染色体组到底有多少条染色体。但由于当时染色体制备技术的限制，在光学显微镜下，许多染色体重叠在一起难以分辨(图 14-1)，故各国学者所报告的人类染色体数目各不相同。

1921 年，曾任得克萨斯大学校长的美国遗传学权威西奥菲勒斯·佩因特(Theophilus Painter, 1889—1969)提出人类的染色体数目为 2n=48。此后，这条定论被写入了各种生物医学教科书和百科全书。直到 1956 年，美籍华裔学者蒋有兴(Joe Hin Tjio, 1919—2001)和瑞典学者艾伯特·利文(Albert Levan, 1905—1998)(图 14-2)才首先确定了人类染色体的数目为 2n=46 条而非 48 条。实际上，首先观察到人类细胞中有 46 条染色体的是美籍华裔科学家徐道觉(Tao-Chiuh Hsu, 1917—2003)。

1951 年，徐道觉(图 14-3)在美国德克萨斯大学取得博士学位后，到组织培养学家查尔斯·马克·波米拉(Charles Marc Pomerat, 1905—1964)的实验室从事培养人和哺

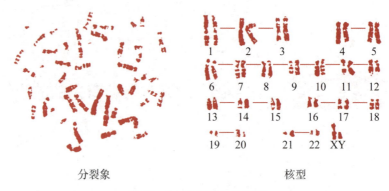

图 14-1 早期染色体图片

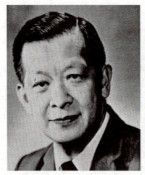 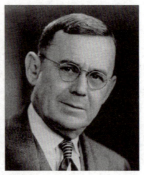

图 14-2 蒋有兴（左）和艾伯特·利文（右）

乳类动物组织细胞。当徐道觉观察培养细胞的染色体时，与同时代其他科学家一样，只能看到乱糟糟的一团染色体。然而一次偶然的事件改变了这一切。徐道觉在使用一些治疗性流产胚胎组织（皮肤和脾脏组织）的培养标本制作染色体时，他按照常规操作步骤用盐溶液冲洗细胞时，竟然在显微镜下看到了分散铺展很好的染色体。他简直不敢相信自己的眼睛，检查了同批次更多的染色体标本，全部观察到了相同的现象——分散良好、铺展均匀的染色体。于是，徐道觉试图研究另一些标本并建立更多的培养物以便重复"奇迹"，却再也未得到分散得那样好的标本。徐道觉猜测可能是在那批人体脾脏培养物中出现了什么"差错"，于是花了大约 3 个月时间试图在实验的各个因素中寻找其"奥秘"——包括培养基的成分、培养条件、培养温度、秋水仙素、固定和染色等。直到 1952 年 4 月，当徐道觉改变平衡盐溶液的张力时才获得成功。当徐道觉把蒸馏水和平衡盐溶液相混合以减低张力时，"奇迹"再次出现。原来分散良好的染色体正是由于低渗溶液替代了普通的平衡盐溶液所形成的。同年，徐道觉将低渗技术在染色体制备中的应用发表出来。

徐道觉也想到，低渗这个强有力的工具也许可适用于其他细胞材料或物种细胞。果不其然，这一手段对所有生物和培养物一概都是适用的。徐道觉成功地将低渗技术运用到了人体染色体的研究上，低渗处理的原理在于可使红细胞胀破，白细胞胀大，造成染色体空间的变大，易伸展而不再重叠，可以清晰地进行观察。因此，徐道觉也很容易就得到了正确的人类染色体数目：2n=46。

利用低渗溶液处理染色体标本是人类细胞遗传学和脊椎动物细胞遗传学得以发展的一个重要转折，是染色体研究中不可缺少的一个环节。但可能受到权威佩因特等阐述的 2n=48 条人类染色体结论的影响，徐道觉最终并没有公布正确的染色体数目。也许是面对众多的权威不敢于发布，也许是认为条件未成熟不肯轻易发布，也许……总之，徐道觉最终没有发布这一划时代的原创性研究成果。没有发布，对整个科学界来说，无疑是一个不小的损失，而对他个人来说，实在是一个莫大的遗憾。一位科学家曾如此评价徐道觉先生昔日的科学发现："这好比一位足球运动员，已经快速狂奔带球过人闯入对方12码禁区内，但他却没有拔脚怒射，得分机会瞬间丧失，因而失去了临门一脚获得全场欢声雷动的狂喜，全场一片叹息。"

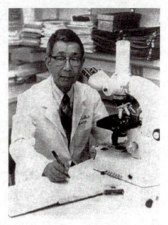

图 14-3　徐道觉

1955 年，华裔学者蒋有兴与瑞典学者利文通过实验确认了人体的 46 条染色体，并毫不犹豫地、勇敢地向佩因特等的"定论"发起了挑战，于第 2 年公布了这一发现。论文很快便获得了众口一词的赞同。至此，关于人类染色体数目的探索大功告成。于是，46 条人体染色体的发现者便属于这位敢于向权威挑战的华裔科学家——蒋有兴，而不属于在他之前的发现者——徐道觉。而蒋有兴因此荣获了美国肯尼迪国际奖。

### 三、专业知识

#### （一）人类染色体的数目

人类正常体细胞染色体数目是 46，即 2n=46 条，正常生殖细胞（精子或卵子）中染色体数为 23 条，即 n=23 条。

#### （二）人类染色体的结构、形态

在细胞增殖周期中的不同时期，染色体的形态结构不断地变化着。有丝分裂中期染色体的形态最典型，可以在光学显微镜下观察，常用于染色体研究和临床上染色体病的诊断。

每一中期染色体都有两条染色单体，互称为姐妹染色单体，它们各含有一条 DNA 双螺旋链。两条单体之间由着丝粒相连接，着丝粒处凹陷缩窄，称初级缢痕或主缢痕。着丝粒是纺锤体附着的部位，在细胞分裂中与染色体的运动密切相关，失去着丝粒的染色体片段通常不能在分裂后期向两极移动而丢失。着丝粒将染色体划分为短臂（p）和长臂（q）两部分。在短臂和长臂的末端分别有一特化部位，称为端粒。端粒起着维持染色体形态、结构的稳定性和完整性的作用。在某些染色体的长、短臂上还可见凹陷缩窄的部分，称为次级缢痕。人类近端着丝粒染色体的短臂末端有一球状结构，称为随体。随体柄部为缩窄的次级缢痕，该部位与核仁的形成有关，称为核仁形成区或核仁组织者区。

核仁组织者区含有核糖体 RNA 基因 18S 和 28S 的 rDNA，其主要功能是转录 rRNA，参与核糖体大亚基前体的合成。

### 四、融入的思政教育元素

#### (一) 科研工作者的职业素养：从偶然中寻找必然的探索精神

徐道觉偶然在显微镜下看到了分散铺展很好的染色体，之后他花了大约 3 个月时间力图从各个因素的实验中寻找其中的原因，直到当他改变平衡盐溶液的张力时才获得成功。他又将这个强有力的工具应用于其他细胞材料或物种细胞，结果发现该方法对所有生物和培养物一概都是适用的。徐道觉成功地将低渗技术运用到了人体染色体的研究上，最终确认了正确的人类染色体数目：2n=46。徐道觉具有科研工作者良好的职业素养，对偶然发现的实验现象通过科学的态度、孜孜不倦的努力，最终寻找到了偶然之后的必然。

**融入**：在学习染色体数目、形态、结构，以及实验课学习染色体标本制备的过程中，学习低渗技术的原理并了解其应用于染色体研究的故事，以查阅资料、结合实验、讲述故事等方式进行。

#### (二) 敢于挑战权威的科学态度

华裔学者徐道觉通过低渗技术，率先观察到清晰的人类染色体，是人类细胞遗传学和脊椎动物细胞遗传学得以发展的一个重要转折，但是最终徐道觉并没有将正确的染色体数目公布出来，只是公布了染色体制备的低渗技术，也是一种遗憾。华裔学者蒋有兴与瑞典学者莱文通过徐道觉公布的方法确认了人体的 46 条染色体，并毫不犹豫、勇敢地向权威的"定论"发起了挑战，于第 2 年公布了这一发现。论文很快便获得了大家一致的赞同。至此，关于人类染色体数目的探索大功告成。从遗憾的徐道觉和幸运的蒋有兴的故事中，提示我们不惧权威，勇于挑战和创新是科学研究中必不可少的精神。

**融入**：通过讲述两位科学家不同结果的故事，给出开放性问题，组织学生在实验课的等待时间进行课堂讨论。

#### (三) 爱国情怀：华裔科学家在遗传学发展中的杰出贡献

基于人们对正常染色体数目和形态的认识，染色体病的诊治有了长足的发展。而两位华裔科学家徐道觉(低渗技术的发明)和蒋有兴(染色体数目正确的公布)的杰出贡献，让我们由衷地产生民族自豪感。徐道觉先生后来曾被推选担任第 13 届美国细胞生物学会主席(1973—1974)，并被尊称为"哺乳动物细胞遗传学之父"，享有很高的国际学术地位。

**融入**：讲述两位华裔科学家故事时，让学生产生民族的自豪感，并鼓励他们在今后的临床和科研道路上，努力探索、锐意进取，机遇会光顾有准备的头脑，未来的他们一定会在医学的发展上取得重大突破。

（杨 玲）

## 参考文献

1. 高翼之. 蒋有兴[J]. 遗传, 2006, 28(8): 911-912.
2. 高翼之. 徐道觉[J]. 遗传, 2006, 28(7): 767-768.
3. 张咸宁, 杨玲. 医学遗传学学习指导与习题集[M]. 北京: 人民卫生出版社, 2018.
4. 周焕庚. 人类细胞的二倍体数(2n)是怎样确定的[J]. 生命的化学, 1984, 5: 8-10.
5. GARTLER S M. The chromosome number in humans: a brief history [J]. Nat Rev Genet, 2006, (7): 655-660.

## 第十五章　无创产前检测之父——卢煜明

### 一、教学目标

**（一）教学目标**

学习无创产前检测技术及其在产前诊断中的应用以及临床意义。

**（二）思政目标**

培养学生在科学中勇于思考探索，不畏人言、不惧权威的挑战精神；了解中国科学家的杰出贡献，产生民族自豪感，学习中国科学家的爱国之心。

### 二、案例

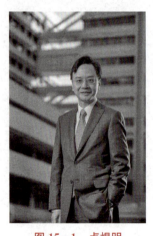

图 15-1　卢煜明

1983 年 10 月，刚刚 20 岁的卢煜明（图 15-1）踏上剑桥大学求学之路。剑桥大学优良的学风坚实了他本来就好思考、好发问的秉性。那时，传统的产前 DNA 诊断通常为绒毛取样术（CVS）和羊膜穿刺术，均为有创性产前诊断方法，均可引起一定风险的流产。卢煜明想，若是能够通过检测孕妇外周血中混有的胎儿细胞来对唐氏综合征和 β-地中海贫血这样的严重遗传病进行无创产前诊断，帮助孕妇减轻精神压力，该多好啊！

1987 年，卢煜明专门选择了去牛津的医院做临床实习。因为趁着空余时间，他可以跑到牛津大学的实验室里长见识。当时，聚合酶链反应（PCR）方法刚刚浮出水面。在听了实验室一位初出茅庐的学者约翰·贝尔（John Bell）关于 PCR 的学术讲座之后，卢煜明立马向他请教这项"可能改变世界"的生物学新兴技术。卢煜明敏锐的洞察力使他很早便意识到，防范与样本无关的外源 DNA 污染应该是 PCR 实验防范的要点。为此，他和一位同学专门写了 1 篇文章发表在 1988 年的 Lancet 杂志上。然而，不少研究资历年长的人都不以为然，认为他们不过是"菜鸟"级的技术水平，做 PCR 时出现的大量假阳性结果与 PCR 方法本身无关，不值得一提。现在，这一事实却得到了全世界的公认。

不久,卢煜明闹了个更大的"笑话"。他提出可以用孕妇外周血中脱落的胎儿细胞进行产前诊断。胎儿脱落到母体里的细胞才有几个啊?又能富集到几个啊?不少学者认为这种设想无异于大海捞针,是无知和可笑的想法。一天晚上,卢煜明与朋友们一起聚会,聊起了生男生女的话题。他突然想到:如果孕妇怀的是男胎,母体外周血里就必定含有 Y 染色体 DNA;那么,只需检测出孕妇外周血中是否存在 Y 染色体 DNA 序列,上述问题不就迎刃而解了吗?他马上着手用 PCR 进行实验验证,结果与预想的一模一样。在所检测的 19 例 9~41 孕周孕妇样本中,12 例孕妇的外周血均含有 Y 染色体 DNA 的特异序列,最终产下男孩;另外 7 例孕妇的外周血则未检测出 Y 染色体 DNA,最终都生下女孩。这篇论文发表于 1989 年的 *Lancet* 杂志上,题为:"Prenatal sex determination by DNA amplification from maternal peripheral blood"。翌年,*Lancet* 杂志专门发表了 1 篇评述性文章,讨论他的发现。

科学没有国界,但科学家是有祖国的。1997 年 7 月 1 日,历经百年沧桑的"东方明珠"香港终于回归祖国的怀抱。许多居住在香港的人选择了离开,但卢煜明夫妇都有一颗坚定的中国心,逆流而上,毫不犹豫地选择了回家。卢煜明竞聘到了香港中文大学化学病理系高级讲师的职位,开始了新的专业奋斗历程。

卢煜明从 2 篇发表于 *Nature Medicine* 的论文中得知癌细胞可释放 DNA 至癌症患者的血浆或血清里。有一天,他突然灵光一闪:肿瘤和胎儿不是有相似之处吗?肿瘤都能向血浆中释放足够的 DNA 被检测到,为什么一个 8 磅(1 磅≈0.45 千克)重的胎儿就不能呢?这一念头,成为改变卢煜明一生的重要契机。

卢煜明立刻动手进行验证。然而,如何才能从孕妇血浆中提取到胎儿的基因组 DNA 呢?说来有趣,他是受了煮方便面的启发,采取了"煮"的方式。他认为,方便面的汤如同孕妇的血浆一样,当自己吃面的时候,肯定会把唾液带到面汤里,因而面汤中肯定含有自己的基因组 DNA,这与孕妇的血浆里一定含有胎儿的基因组 DNA 是同一个道理。因此,卢煜明将采集的孕妇血浆快速加热 5 分钟后,再通过 PCR 检测 Y 染色体的 DNA 序列。实验结果非常理想,30 例孕妇的血浆样本中有 24 例(80%)为阳性,30 例孕妇的血清样本中有 21 例(70%)为阳性,而采用富集的胎儿游离有核血细胞进行检测的阳性率仅为 17%(5 例孕妇),30 例孕妇最终均产下男婴;13 例未检测到 Y 染色体 DNA 序列的孕妇最终均生下女婴;10 例未妊娠女性的正常对照组均呈现阴性结果。这篇划时代的研究论文被 *Lancet* 于 1997 年 8 月 16 日迅速发表。

2008 年,经过深思熟虑,卢煜明启动了一项新的研究计划,即用孕妇血浆绘制胎儿的基因组图谱。这远比之前所做的任何无创 DNA 产前筛查研究都要复杂,一时半会儿很难取得进展。到了 2009 年,他发现把血浆中胎儿游离 DNA 各 50% 的父本和母本 DNA 片段区分开来,问题迎刃而解。终于,通过检测印迹基因的甲基化信息,卢煜明团队检测出了胎儿基因组 DNA 片段的来源。2010 年 12 月 8 日,这一研究成果发表在 *Science Translational Medicine* 杂志上。无创 DNA 产前诊断可以避免因为侵入性的诊断方法带来的流产和感染的风险。十多年后的今天,胎儿的无创产前诊断技术有不断的进展,这一革命性的重要诊断技术为全球无数的孕妇提供了健康生育的保障。随着 DNA 测序技术的成熟，不仅检测的准确率可以得到保证，而且十分便捷，孕妇在怀孕 12 周以上即可检测，10 个工作日即可以得到检测结果。目前，仅在中国，每年就有超过 100 万位孕妇接受这项测试，是我国控制出生缺陷的重要技术手段。

卢煜明因无创产前检测技术获奖无数，其中不乏重量级的奖项，如首届未来科学大奖、汤森路透引文桂冠奖、复旦-中植科学奖等。2020 年 9 月 10 日，2021 年突破奖得主于美国旧金山揭晓，卢煜明与其他 3 位生物学家共同获得生命科学奖（图 15-2）。

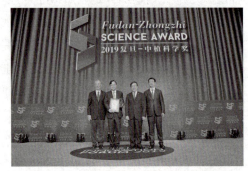

图 15-2　卢煜明因无创产前检测技术获"复旦-中植科学奖"

### 三、专业知识

有创产前检测对胎儿及母体具有一定的风险与损伤，无创产前检测（non-invasive prenatal testing，NIPT）是非侵入性的，大大降低了孕妇流产的风险，是产前诊断的一项革命性进展，近年来也取得了一系列实质性进展。相对于有创产前检测，抽取母体外周血进行检测更易于被孕妇接受，具有重要的临床意义。

#### （一）母体外周血胎儿有核红细胞的发现与应用

1959 年，有研究证实母体血循环中存在胚胎滋养层细胞。1969 年，在孕妇外周血中发现了核型为 46，XY 的淋巴细胞，母血中的其他胎儿细胞也相继被发现。研究证实，存在于母血中的胎儿细胞包括滋养层细胞、胎儿淋巴细胞、胎儿有核红细胞等。胎儿有核红细胞是公认的适合进行遗传诊断的胎儿细胞，其表面有多种胎儿特异性的抗原标志物可供鉴别，且半衰期相对较短。

通过分离胎儿有核红细胞进行某些单基因遗传病、非整倍体染色体病的遗传学分析从 20 世纪 90 年代就已在实验室开展，并取得良好的实验结果。但仍有固有的技术瓶颈限制，导致不能推广到临床应用。胎儿有核细胞在遗传诊断中存在的问题主要有：母体外周血中的胎儿细胞非常稀少，每毫升孕妇血约含 1 个细胞；分离富集的方法相对价格昂贵、繁琐复杂；有研究表明，前次妊娠的胎儿有核红细胞在分娩后会存在母体血中若干年，从而影响检测的准确性。

#### （二）母体外周血胎儿游离 DNA/RNA 的发现与应用

1997 年，卢煜明等利用实时定量 PCR 的方法，从孕妇血浆的总游离 DNA 中成功扩增出男性胎儿的 Y 染色体特异性序列（SRY 基因序列），首次证实胎儿 DNA 可以进入母体外周血循环，并以游离 DNA 的形式稳定存在。孕妇外周血中胎儿游离 DNA 的发现为无创产前诊断带来了希望。胎儿游离 DNA 含量相对高，提取及分析过程也相对简单,易于发展为可用于临床的大样本高通量的检测方法。另外,胎儿 DNA 在孕早期就可检出,且分娩后很快被母体清除,不会受前次妊娠的影响。因此,对孕妇外周血中胎儿游离 DNA/RNA 的检测用于临床,其优势要明显大于对胎儿细胞的检测。

  胎儿游离 DNA/RNA 在产前诊断中的应用主要有:胎儿性别鉴定,排除患性连锁遗传病的风险;父系遗传的单基因遗传病;胎儿非整倍体染色体病;胎儿 Rh 血型 D 抗原判断;异常妊娠,如先兆子痫等孕妇外周血中胎儿 DNA 水平变化明显且早于临床症状出现,因此有可能把它作为一个高危妊娠的早期筛查指标。

## 四、融入思政教育元素

### (一) 中国科学家的杰出贡献和爱国心

  卢煜明首创的 NIPT 是非侵入性的,这一技术安全而且高效,使孕妇流产的风险大为降低,是产前诊断的一项革命性进展。做出这一杰出贡献的科学家卢煜明在香港回归之际抱着坚定的爱国之心,从英国回到香港,在中国的土地上以中国科学家的的身份开始新的奋斗历程。

  **融入:**介绍 NIPT 时,结合讲解其技术的特点介绍其应用上的优势、安全性。比较其他产前检测技术,为何 NIPT 是革命性进展。学生查阅资料后翻转课堂,由学生讲故事,了解卢煜明的成长和奋斗经历。

### (二) 勇于探索的科学精神

  卢煜明的研究过程中充满了种种波折,但他在排除困扰的过程中,展现了不畏艰辛、不惧人言、勇于挑战权威的探索精神。

  **融入:**NIPT 研发的故事,教育学生对科学要有勇于挑战、勇于探索的精神。

### (三) 无创产前诊断对健康生育的重大意义

  有创产前检测对胎儿及母体具有一定的风险与损伤,无创产前诊断对于健康生育有重大的意义。

  **融入:**举例说明 NIPT 在临床上的应用和对孕妇安全、对减少出生缺陷的重要性。

(杨云龙)

## 参考文献

1. 张咸宁,杨玲. 医学遗传学学习指导与习题集[M]. 北京:人民卫生出版社,2018.
2. LO Y M, CHAN K C, SUN H, et al. Maternal plasma DNA sequencing reveals the genome-wide genetic and mutational profile of the fetus[J]. Sci Transl Med,2010,2(61):61-91.
3. LO Y M, CORBETTA N, CHAMBERLAIN P F, et al. Presence of fetal DNA in maternal plasma and serum[J]. Lancet,1997,350(9076):485-487.

# 第十六章　基因诊断第一人——简悦威

## 一、教学目标

### （一）教学目标
血红蛋白病的表型、分子机制、遗传方式；基因诊断的各种技术和应用。

### （二）思政目标
了解华人医学遗传学家在基因诊断领域开创性的杰出贡献；学习其心无旁骛致力于科学研究，埋头苦干，努力不懈的科学精神。

## 二、案例

每年，世界上约有 40 万例血红蛋白病患者出生，可以说是发病率和死亡率最高的单基因病。血红蛋白病可分为血红蛋白变异体和珠蛋白形成障碍性贫血（地中海贫血）2 大类。最常见的血红蛋白变异体为镰状细胞贫血，在东非某些地区的杂合子基因频率甚至高达 40%。地中海贫血的正式名字叫作珠蛋白形成障碍性贫血，之所以被称为地中海贫血，是因为好发于地中海沿岸地区，其中 β-地中海贫血高发于意大利、希腊、马耳他、塞浦路斯等地中海沿岸国家，以及中东、印度、巴基斯坦、东南亚等地，携带者达到 8 000 万～9 000 万。α-地中海贫血主要见于热带和亚热带地区，全球携带者约有 2.76 亿。地中海贫血在我国主要见于长江以南，尤其是广东、广西、海南、贵州、四川等地。

α-地中海贫血是医学史上第 1 个实现基因诊断的疾病，而对疾病诊断学带来这一革命性影响的便是华裔科学家简悦威（图 16-1）。

1936 年 6 月 11 日，简悦威出生于香港，1958 年获得香港大学医学院理学学士学位，1980 年获得该校理学博士学位，之后在香港玛丽女王医院进行住院医师培训。受到当时香港大学医学院两位著名教授的影响，简悦威决定放弃临床医生

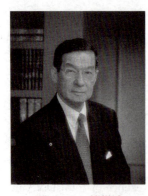

图 16-1　简悦威

的道路,选择医学科学研究作为自己的终身职业。随后,简悦威赴美学习。他感兴趣的是血液学,先后到波士顿布莱姆(Brigham)医院的加德纳研究室、匹兹堡大学和麻省理工学院学习和工作。在麻省理工期间,他跟随著名蛋白质研究专家弗农·英格拉姆(Vernon Ingram)学习了血红蛋白的结构和性质。1964年,简悦威到加拿大蒙特利尔的麦吉尔大学附属医院深造,在这里遇到了他的第1个地中海贫血症患者。1970年,简悦威成为哈佛医学院儿科学的助理教授,同时还进入波士顿儿童医院,开始了对地中海贫血的系统研究。简悦威的研究确定了地中海贫血的各种类型,推动了该病的研究进展。1972年,他成为旧金山总医院血液科的主任,同时还作为加州大学旧金山分校医学和实验医学系医学副教授(1977年成为教授)。1976年,简悦威被聘为著名的非营利性基金会——美国霍华德·休斯(Howard Hughes)医学研究所(HHMI)的研究员。

在加州大学工作期间,简悦威和他的同事开始对地中海贫血的发生机制开展研究,当时他的团队包括他只有3个人,除了搭档技术员安德里·多兹(Andree Dozy),还有一位是新聘的助手。加之美国科学界竞争相当激烈,3人不分昼夜地为科学工作苦战。1974,简悦威发现在地中海贫血新生儿患者血液中存在α-珠蛋白的缺失,他推测可能是基因的结构缺陷,最终导致α-珠蛋白的翻译过程无法完成所引起的。于是他们应用反转录酶获得了α-珠蛋白的cDNA,并使用该cDNA对地中海贫血患者的DNA进行杂交,发现其基因确实存在缺失并导致最终相关的临床表型。他的这一研究论文发表在1974年的 Nature 杂志上。这是首次揭示地中海贫血的分子机制,也是第1次在人类疾病中发现的基因缺失的机制。接下来简悦威将这个重大发现应用于临床诊断,在一例曾经生产过α-地中海贫血婴儿的孕妇身上提取羊水,并富集了羊水中的胎儿细胞,然后进行了DNA检测,结果发现该孕妇这次所怀胎儿不存在α-地中海贫血的珠蛋白基因异常,这个孩子不会患上地中海贫血,孕妇可以放心分娩。这是人类第1次应用DNA技术实现疾病诊断,并且开创了产前诊断的新领域。

1976年,简悦威等揭示了镰状细胞贫血的限制性内切酶片段长度多态性(restriction fragment length polymorphisms,RFLP)现象,他和同事使用限制性内切酶Hpa I对正常人和镰状细胞贫血患者的DNA进行切割,电泳分离后利用珠蛋白cDNA进行检测。结果发现正常人的珠蛋白基因大约7.6 kb的片段,而镰状细胞贫血患者DNA中却出现一个大约13 kb的片段,并且发现这是由于在患者的珠蛋白基因存在一个点突变,从而丧失了 Hpa I 切割位点的缘故。然后他对其他镰状细胞贫血患者的DNA也进行了检测,研究发现大部分患者都存在该特异性片段(图16-2)。这种DNA多态性的检测与分析技术很快被他应用于镰状细胞贫血的基因诊断与产前诊断中。这些原创性的研究工作促进了基因诊断学这一新领域的诞生,简悦威成为分子诊断的第一人,荣获了仅次于诺贝尔奖的拉斯卡奖(1991),这是当年全球唯一的获奖人。2004年,简悦威被授予了第1届邵逸夫生命科学和医学奖(图16-3)。简悦威还是细胞特异性基因转移的创始人。他的实验室采用红细胞生成素多肽与反转录病毒载体外壳蛋白组成嵌合蛋白,首先实现了红细胞特异性基因转移。

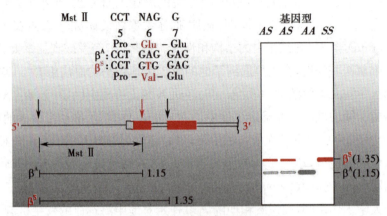

图 16-2　镰状细胞贫血基因诊断

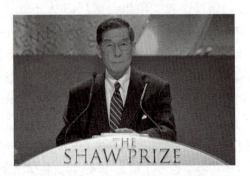

图 16-3　简悦威在邵逸夫生命科学和医学奖仪式上致辞

简悦威开创了分子诊断先河,他获奖无数,担任了世界上许多著名大学的荣誉教授或名誉博士,也是中国多个大学的荣誉教授,包括香港大学、浙江大学、原第一军医大学、原第四军医大学和西安交通大学等。

1991年,拉斯卡临床医学研究奖对其的颁奖词是:简悦威对遗传病认识有杰出贡献,特别是他将重组 DNA 技术应用于产前和预测性诊断方面。然而他本人多年后在回顾奋斗过程时,轻描淡写地说:"路,就是这么走过来了,没什么特别。"

简悦威心无旁骛、专心致志,将科研种种艰辛视作平常,当成乐趣,终成一代大家。

## 三、专业知识

### (一) 血红蛋白病

血红蛋白(hemoglobin, Hb)是红细胞中具有重要生理功能的组织特异性蛋白质,血红蛋白病(hemoglobinopathy)即血红蛋白分子异常所导致的疾病统称。血红蛋白病可分为血红蛋白变异体和地中海贫血两大类。最常见的血红蛋白变异体为镰状细胞贫血(sickle cell anemia),是一种常见于非洲和地中海地区的常染色体隐性遗传病,分子病因是组成血红蛋白的β-珠蛋白基因的第6位密码子发生了单碱基置换突变,使β-多肽链该位置的谷氨酸突变为缬氨酸,患者的正常椭圆形红细胞变形为异常的镰刀状。镰状细胞引起血液黏性增加,易使毛细血管栓塞,造成散发性的组织局部缺氧,甚至坏死,产生肌肉骨骼痛、腹痛等痛性危象。同时,镰状细胞在通过狭窄的毛细血管时,不易变形通过,挤压时易破裂,从而造成溶血性贫血。

地中海贫血(Thalassemia)的特征是α-或β-珠蛋白肽链合成量的降低,导致血红蛋白四聚体的不平衡,在临床上表现为溶血性贫血。α-地中海贫血主要见于热带和亚热带地区,β-地中海贫血则高发于地中海沿岸国家,在我国主要见于长江以南。

### (二) 分子诊断

基因诊断也可称为分子诊断(molecular diagnosis),是利用分子生物学技术,检测体内 DNA 或 RNA 在结构或表达水平上的变化,从而对疾病做出诊断。基因诊断区别于传统诊断之处主要在于,可以直接从基因型推断表型,越过产物(酶或者蛋白质)直接检测基因最终做出诊断。基因诊断可以对遗传病患者做出临症诊断,可以在发病前做出症状前诊断,还可以对有遗传病风险的胎儿/胚胎做出产前/植入前诊断。基因诊断遗传标记从第 1 代的 RFLP 发展到第 2 代的短串重复序列(STR),再到第 3 代的单核苷酸多态性(SNP),到直接检测基因;分子诊断分析的层次从 DNA 到 RNA 再到蛋白质。

分子诊断分析的方法已发展多达数类,包括:①DNA 杂交;②基因限制酶酶谱分析;③RFLP 连锁分析;④RNA 杂交;⑤PCR 体外扩增;⑥qPCR;⑦FISH;⑧DNA 测序;⑨生物芯片技术;⑩蛋白质印迹等。传统的基因诊断(DNA 诊断)发展到更全面的分子诊断(DNA 诊断、RNA 诊断和蛋白质诊断),并产生了从源头上阻断疾病基因遗传的植入前遗传学诊断(PGD)技术。

## 四、融入的思政教育元素

### (一) 了解华人科学家简悦威的杰出贡献

自 1978 年简悦威将基因诊断首次应用于镰状细胞贫血的检测以来,基因诊断在遗传病的诊断中发挥着越来越重要的作用。基因诊断的方法也随学科的发展、技术的进步而不断改进。

**融入:**在理论课学习遗传病诊断的内容和实验课学习基因诊断相关技术的同时,学习基因诊断的发展历史,了解简悦威的贡献和第 1 代基因诊断技术。

### (二) 努力不懈,不言放弃正是成功之道

简悦威至今依然活跃在基因诊断与治疗领域,从条件艰苦的研究工作初创阶段到功成名就的今天,他无意于名利,醉心于科学研究。"路,就是这么走过来了,没什么特别。"

正是他淡泊的人生态度,执着的科学精神的写实。

**融入:** 基因诊断专业知识学习结合简悦威的故事,引发学生对成功、对科研精神和对名利态度的讨论。

(刘 雯)

## 参考文献

1. 郭晓强,简悦威. 遗传[J]. 2008,30(3):255-256.
2. 张咸宁,杨玲. 医学遗传学学习指导与习题集[M]. 北京:人民卫生出版社,2018.
3. CHANG J C, YE L, KAN Y W. Correction of the sickle cell mutation in embryonic stem cells [J]. Proc Natl Acad Sci USA, 2006, 103(4):1036-1040.
4. ING T S, LAU K K, CHAN J M, et al. Nobel and Lasker Laureates of Chinese descent-in literature and science [M]. Singapore:World Scientific, 2019.

## 第十七章　产前诊断的先行者——孙念怙

### 一、教学目标

#### (一) 教学目标

掌握产前诊断的概念、适用对象和常见的技术和方法；熟悉孕期不同阶段产前诊断方法的选取原则；了解产前诊断的重要性。

#### (二) 思政目标

了解我国著名的妇产科学家、遗传学家和优生科学工作者孙念怙教授在中国产前诊断领域的贡献，学习她聚焦于临床问题，转化为临床应用，为人民健康服务的精神；了解孙念怙在临床工作之余致力于产前诊断的心路历程，鼓励学生学习孙念怙大爱无疆的医者情怀；了解孙念怙引领的我国产前诊断事业的发展历程，鼓励学生学习孙念怙孜孜不倦的学习和钻研精神、临床创新精神；为中国科学家的努力、奋斗和成绩感到自豪，也鼓励学生要有信心，只要努力一定会为临床和科研做出贡献。

### 二、案例

孙念怙(1929—2019)(图17-1)教授是我国著名的妇产科学家，著名的遗传学家、优生科学工作者。孙念怙教授建立产科遗传实验室，创建了产前诊断学科，是我国产前诊断事业的先行者和奠基人。

1929年11月，孙念怙出生于江苏省无锡市。"念怙"这个名字是母亲取的，是为了纪念她尚未出生就去世的父亲。1946年，孙念怙考入上海沪江大学医预系。孙念怙在认真学习专业知识的同时，加入中国共产党，积极参加爱国运动。1949年，孙念怙转入北京协和医学院医疗系，接受了更为系统、严格和正规的医学教育。1954年，孙念怙在医学院严格的淘汰制度下，脱颖而出，以优异的成绩毕业。毕业后，孙念怙留在北京协和医院妇产科，在著名妇产科专家林巧稚教授的指

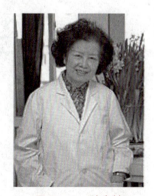

图17-1　孙念怙

导下,完成了严格和扎实的临床培训。1963年,孙念怙考取北京医学院的博士研究生,师从著名的生殖内分泌专家张丽珠教授。从进入医学院校开始,孙念怙一直在认真努力的完成系统、专业的学习,医学专业的学习是艰辛的,但是孙念怙深深地明白没有什么是一蹴而就的,只有具备扎实的医学基础知识,才能更好地服务于病患,服务于人民。

1975年底,孙念怙作为北京协和医院医疗队的一员,来到山西省昔阳县医院工作了1年多。在这段时间中,孙念怙充分发挥自己的专业才能,挽救了上百例产科大出血患者和7名子宫破裂患者的生命。然而也是在那段时间里,孙念怙目睹了30多个畸形儿的出生。孩子父母的痛苦与无助,畸形儿的离去,都让孙念怙感到难过和遗憾。孙念怙并没有仅仅止于同情,她开始查阅各种文献资料,深入了解当地出生缺陷的情况,发现当地新生儿的出生缺陷率非常高,仅神经管畸形就达到3.2‰。孙念怙认识到,好的产科医生不仅要有精湛的医术,还要具有优生的意识,要帮助每个孕产妇获得属于自己的健康孩子。

20世纪70年代,国外已经通过包括染色体检查在内的产前诊断判断胎儿是否患有遗传病或先天缺陷。然而相关的产前诊断在我国却是空白,这也是当时出生缺陷率较高的一个重要原因。回到协和医院后,孙念怙开始了优生的研究,期望能够降低我国的出生缺陷率。为此,1977年,孙念怙在协和医院建立了产科遗传实验室,创建了产前诊断学科。很快,孙念怙通过测定羊水甲胎蛋白含量的方法,诊断出了第1个神经管缺陷,这也是在我国开展得最早的产前诊断。1978年,孙念怙在协和医院建立了第1个产前诊断咨询门诊(图17-2),从此我国在比较空白的产前诊断研究领域开始了努力探索,引领我国产前诊断的发展。之后,在我国不但能将羊水甲胎蛋白测定用于产前诊断,还能通过羊水细胞的染色体培养来诊断更多的染色体病。孙念怙和同事们在产前诊断方面的艰苦探索也得到了国际遗传学专家的认可。

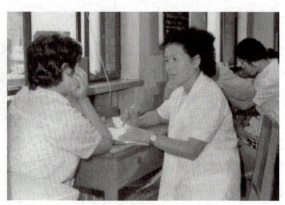

图17-2 孙念怙(右)在门诊

1980年,孙念怙通过大量临床病例的积累和实践,发表了"胎儿羊水细胞培养产前诊断100例报告",将该项产前诊断技术推广到了全国,期望在全国范围内降低出生缺陷率。孙念怙时刻关注国外先进的研究和方法,临床科研的间隙,紧跟国际前沿,自己学习的同时还向国内妇产科、优生工作者传播国外产前诊断的技术、规范以及国际上遗传学的发展,先后发表"美国、加拿大的产前胎儿诊断工作现况""第43届美国人类遗传学年会简况""在鹿特丹召开的胎儿诊断胎儿治疗国际会议简况"等文章。1981年,为了更好的发展我国的产前诊断专业,孙念怙先后在美国加州大学旧金山医学院遗传及产前诊断学组和纽约西奈山伊坎医学院遗传组访问学习,再次系统地学习了细胞遗传学、胎儿镜和超声心动图等国外一系列产前诊断的新方法和新技术,并进行细胞遗传和代谢病的研究。虽然已经50多岁,但是从羊水穿刺到绒毛取样,从胎儿镜检查到胎儿的组织培养,每一种技术她都认真努力的去学习,去实践。回国后,孙念怙将学到的国际先进技术结合国内的实际情况,进行推广和应用。她积极开展应用胎儿镜、超声心动图等技术,以更好地诊断出生缺陷,特别是复杂的胎儿畸形。

孙念怙一直在通过孕期制备胎儿染色体进行产前诊断检测。在这个过程中,孙念怙发现孕早期绒毛染色体与孕中期羊水细胞染色体并不完全一致,有时会出现由于孕中期羊水细胞染色体正常而导致漏诊的情况,但是孕早期绒毛染色体却是异常的。为了减少这种情况的发生,1985年,孙念怙建立了早孕绒毛取材方法,在妊娠45天即可诊断胎儿染色体病和代谢性疾病等。同时期,孙念怙还将胎儿镜应用于临床,通过内窥镜可以观察到胎儿体表微小形态畸形;还能取胎儿血液、皮肤和肝脏等组织活检标本。胎儿镜的应用,不仅扩大了产前诊断的诊疗范围,还能开展宫内治疗,在胎儿期就进行出生缺陷干预。1986年11月,孙念怙首次报道了通过胎儿镜取胎儿肌肉活检,成功诊断进行性假肥大性肌营养不良和进行性肌萎缩病,向世界展示了中国产前诊断技术的进展。随着基因检测技术的不断发展,孙念怙将产前诊断扩展到了分子遗传学,取绒毛细胞或羊水中胎儿细胞进行基因检测。

在孙念怙的带领下,北京协和医院妇产科拥有一套较为完整的产前诊断体系,包括胎儿超声心动图诊断先天性心脏病,并建立了每个孕周正常胎儿心脏房室及瓣膜的相关数据库,为畸形的诊断提供了标准;应用B超检测胎儿肢体和内脏的畸形;羊膜穿刺法、绒毛取样法等进行胎儿染色体、基因检测及代谢相关指标检测;胎儿镜对高危胎儿进行直接观察,取胎儿组织进行基因分析等。这一体系也在全国各省、市及基层医院推广,有效提高了出生缺胎儿的检出率。

拥有一个属于自己的健康聪明的孩子,是每一对父母和每一个家庭的愿望;而出生缺陷儿会给家庭带来沉重的经济压力和精神负担。因此,孙念怙在国内开创并大力推行产前诊断技术,提高全社会的优生意识。孙念怙认为:"产前诊断方法不断创新的意义在于在相同研究的基础上,把原本不能解决的问题解决了。人类的遗传病能够治疗得极少,所以阻断遗传病的主要方法就是产前诊断。"孙念怙为我国的优生科学事业做出了重要贡献,在2014年中国优生科学协会成立35周年纪念会上被授予"中国优生科学杰出贡献奖"(图17-3)。

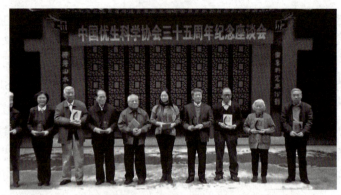

图 17-3　孙念怙（右二）获"中国优生科学杰出贡献奖"

孙念怙是一名技术精湛的妇产科医生，在临床上，能够处理产科疑难及危重病例，成功地挽救了许多患者的生命，用实际行动践行了人民至上、生命至上的崇高医德。在临床工作之余，孙念怙将自己的毕生精力奉献给了产前诊断领域，为我国的产前诊断和优生事业做出了巨大贡献。

## 三、专业知识

### （一）产前诊断的内容

产前诊断（prenatal diagnosis）又称宫内诊断、出生前诊断，是指对可能罹患遗传病的个体在其出生以前，利用各种方法予以确诊的技术。产前诊断以羊膜穿刺术和绒毛取样法等为主要手段，对羊水、羊水细胞、绒毛膜、胎儿脐血进行遗传学和生物化学分析，属于遗传病预防的重要环节。

### （二）产前诊断的对象

根据遗传病的危害程度和发病率，以下人群需要进行产前诊断：①夫妇之一有染色体畸变，特别是平衡易位携带者，或生育过染色体病患儿的夫妇；②35岁以上的孕妇；③夫妇之一有开放性神经管畸形，或生育过这种畸形患儿的孕妇；④夫妇之一有先天性代谢缺陷，或生育过这种患儿的孕妇；⑤X连锁遗传病致病基因携带者孕妇；⑥有习惯性流产史的孕妇；⑦羊水过多的孕妇；⑧夫妇之一有致畸因素接触史的孕妇；⑨有遗传病家族史，又系近亲结婚的孕妇。应当注意，已出现先兆流产、妊娠时间过长以及有出血倾向的孕妇不宜做产前诊断。

### （三）产前诊断的方法

产前诊断主要从以下几方面进行：遗传学检查，如染色体检查、基因诊断；生化检查，如特殊蛋白质、酶、代谢底物、中间产物和终产物的检测等，主要针对生化遗传病；物理诊断，如B超、X线、电子监护等。产前诊断根据胎儿/胚胎遗传物质获取方式的不同，可分为有创产前检测和无创产前检测（NIPT）2类。有创产前诊断有羊膜穿刺法、绒毛取样法、脐带穿刺术和胎儿镜检查等。

## 四、融入的思政教育元素

### （一）中国科学家的杰出贡献

孙念怙教授是我国著名的妇产科学家，著名的遗传学家、优生科学工作者。孙念怙教授一生致力于产前诊断事业，创建了产前诊断学科，成为我国产前诊断领域的先行者和日后的推进者，使中国的产前诊断系统化、科学化，为我国出生缺陷率的降低付出了毕生的心血。我国产前诊断体系的建成不是一朝一夕的，孙念怙教授孜孜不倦地学习国外先进的理论和技术、刻苦钻研，坚持临床创新，与其他优生工作者一起，一点一滴地建立健全整个产前诊断技术，并推广至全国。

**融入：** 在学习产前诊断具体技术时，可以结合具体的技术讲述孙念怙教授当初是如何完成相关产前诊断方法的建立与临床应用的。

### （二）临床医务工作者的医者情怀

1975年底，孙念怙作为北京协和医院医疗队的一员，来到山西省昔阳县医院工作了1年多。在那段时间里，孙念怙目睹了30多个畸形儿的出生，孩子父母的痛苦与无助、畸形儿的离去，都让孙念怙感到难过和遗憾。孙念怙查阅资料发现，当地新生儿的出生缺陷率非常高，仅神经管畸形就达到3.2%。从那时起孙念怙认识到，好的产科医生不仅要有精湛的医术，还要具有优生的意识，要帮助每个孕产妇获得属于自己的健康孩子。从此孙念怙开始了她的优生和遗传工作。

**融入：** 在学习产前诊断的具体技术之前，向学生讲述孙念怙教授开始优生和产前工作的心路历程，并鼓励学生思考和讨论，自己在临床上碰到类似事情，会怎样去做。

（杨 玲）

## 参考文献

1. 宋绮霞. 为中华民族昌盛腾飞奠基——访北京协和医院妇产科教授孙念怙[J]. 中国计划生育学杂志，1994，14(6)：323-325.
2. 孙念怙，徐蕴华，吴玉珍，等. 假性肥大型肌营养不良症的产前诊断——胎儿镜指导下取胎儿肌活检成功一例报告[J]. 遗传与疾病，1987，(03)：136-138.
3. 中国医学科学院北京协和医院. 怀念孙念怙教授[J]. 中国围产医学杂志，2019，22(9)：621.

# 第十八章 中国生殖医学工程的开创者——卢惠霖

## 一、教学目标

### (一)教学目标

学习遗传咨询的意义、咨询对象和咨询方法;学习产前诊断和植入前诊断的对象与方法。

### (二)思政目标

了解卢惠霖故事,鼓励学生应:①捍卫真理。作为基因论创始人摩尔根的门生,卢惠霖在特殊历史时期曾受错误的学术思想的批判,但他始终坚持追求科学真理的初心,用科学实践来证实摩尔根理论的正确性。②无私奉献,不畏险阻。在卢惠霖的职业生涯中充满了险阻与苦难,疾病、战争、不公正待遇、实验条件的艰苦,但从未改变过他为科学、为教育、为患者奉献的精神和努力。③造福人类的精神。研究生涯的伊始,卢惠霖便心怀悲悯,立志将所学所研转化为解决生殖医学临床问题的技术。

## 二、案例

2009年,大学毕业后的罗优群选择回到他的诞生地——中信湘雅生殖与遗传专科医院工作,是生殖中心的一位医生。中信湘雅生殖与遗传专科医院的前身是中南大学湘雅医学院人类生殖工程研究所,在此,诞生了我国第1批试管婴儿。1987年6月5日,湖南省首例(全国第2例)试管女婴在湘雅医院降生。到6月7日,我国首例供胚胎移植试管男婴在湖南医科大学附二医院降生,他便是罗优群。2016年,罗优群靠自然生育升级当了"奶爸"。当时,卢光琇教授主持的"人类体外受精——胚胎移植"是国家"七五"攻关重点课题,成功地"培养"出试管婴儿,而且是3天内降生2例,在那一年是轰动一时的成果,而这一中国生殖医学工程史上突破的奠基人正是卢光琇的父亲——医学遗传专家卢惠霖(1900—1997)(图18-1、18-2)。

卢惠霖是湖北天门人,少年时的他偶然读到一本生物小册子,其实这本书原本是反对和驳斥达尔文学说的,但他却从中发现生物进化论的科学光辉,从而对生物学产生了

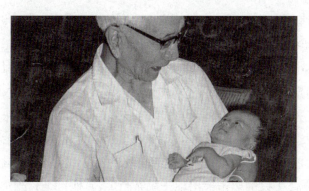

图18-1　1988年,卢惠霖怀抱试管婴儿罗优群

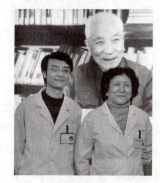

图18-2　卢光琇教授和长大后也成为生殖中心医生的罗优群

巨大的兴趣,并影响了他一生的职业道路。1920年,他进入岳阳湖滨大学就读,期间一度因湖滨大学学生人数太少,无法开班,去中学部教了大半年的生物学,这也可以算是他教学生涯的开始,以后一直到他耄耋之年,卢惠霖一直诲人不倦,培养了许多学生。1925年从湖滨大学毕业后,卢惠霖去美国留学。作为美国俄亥俄州海德堡大学的插班生,1926年春,他获得海德堡大学科学学士学位。同年秋天,他进入纽约哥伦比亚大学研究生院动物学系继续深造。当时基因遗传学的创始人摩尔根正在这里任教,卢惠霖有幸成为摩尔根的学生。

1929年10月,卢惠霖学成回国,他当时身患肺结核,许多朋友劝他留在医疗条件较好的美国,都被他婉拒。回国后,卢惠霖先后接到天津南开大学和武昌华中大学的聘书。卢惠霖选择到曾上过学,也教过半年生物的湖滨大学中学部(这时已经改名为湖滨高级农业学校)教授生物学和化学。之后他还曾在长沙雅礼中学任职,并兼任湘雅医学院比较解剖学副教授。1938年,雅礼中学西迁到湘西的沅陵,他带领全家随之迁移。1943年春,他应聘到已迁至贵阳的湘雅医学院担任副教授。之后,又随着湘雅医学院流亡到重庆,直至抗战胜利后才回长沙。这是一段艰苦、颠沛流离的时期,卢惠霖自己身染疾病,母亲在此期间病故,他的妻子又患上了精神分裂症。在这段艰辛的岁月里,卢惠霖孜孜于教学,同时执教了寄生虫学、生物学、人体胚胎学和遗传学等多门课程。也是在这个时期,他开始翻译摩尔根的巨著《基因论》,一直到1949年完成译稿,1959年该书才正式出版(图18-3),到1965年该译著已经第4次印刷,发行量达1万多册。新中国成立后,卢惠霖组建了湘雅医学院(曾一度改名为湖南医科大学)的生物学教研室,开展教学与科研工作。

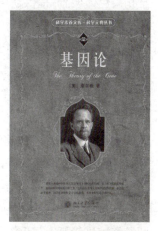

图18-3　摩尔根著,卢惠霖翻译的《基因论》

在特殊历史时期,科学学术争论经常被人为地掺进政治色彩。20 世纪 50 年代中期,这种严重违反科学原则的做法也波及了中国,摩尔根的遗传学被当成唯心主义理论遭受批判。在 50 年代中后期到 60 年代,因为卢惠霖是摩尔根的学生,而且翻译了《基因论》而屡屡受到牵连,甚至被作为重点批判对象,然而卢惠霖始终拒不认错,坚持真理。有意思的是,他因翻译《基因论》受到种种非难,而他的译著《基因论》反倒成了那些批判者的启蒙科学教材。在 50 年代末,他用一系列的科学实践来证实摩尔根理论的正确性,例如,他曾选用不同品种的鸡下的蛋,抽取鸡蛋的蛋白,然后将其注入已知品种鸡的待孵化的蛋里,其结果是孵出的雏鸡中仅 1 只的躯干部出现一块杂色毛,其他百余只雏鸡均未见特殊变异,有力地证明了摩尔根学说。

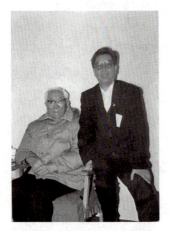

图 18-4 卢惠霖和中国优生科学协会李崇高教授合影

1963 年,卢惠霖在湘雅医学院(当时为湖南医学院)建立了细胞遗传学研究室和生物化学遗传学研究室。在当时,人类细胞遗传学还是一门新创的边缘学科。卢惠霖敏锐地意识到了这门学科的巨大发展前景和应用价值。而且一开始从事细胞遗传学研究,卢惠霖就确立了为临床服务,为人类优生服务的方向。70 年代初,卢惠霖和他的团队在国内率先掌握了人类染色体的 G 显带技术,之后分别从人的外周血、皮肤、羊水取样进行研究,建立了一整套代表的细胞遗传学技术,这在当时是代表性的先进技术。紧接着,他就与临床医生合作开办染色体专科门诊,诊断男女性别畸形。80 年代,他的学生夏家辉、李麓芸建立了人类高分辨率 G 显带染色体技术,也迅速将其应用于临床。1979 年,他开设国内第 1 个染色体病咨询门诊,为孕妇进行产前检查和染色体检查,提供遗传学的咨询。这也可说是我国医学遗传咨询工作的开端,是我国生殖医学工程的雏形(图 18-4)。

1980 年,国外第 1 例试管婴儿诞生,而这一技术在中国尚属空白。1981 年,卢惠霖、卢光琇挂帅,由湘雅医学院(当时名为湖南医学院)两个附属医院的妇产科和医学院基础部有关专业人员组成生殖工程研究组(1985 年更名为生殖工程研究室)。研究组在创建时缺少设备和实验室,一穷二白,研究人员的流动性很大。就是在艰苦的研究条件下,卢惠霖和女儿卢光琇尝试将第 1 批健康人精子放到 −196℃的液氮中,建立了中国第 1 个人类冷冻精子库;1982 年,这一技术在临床上用于人工授精;1983 年,诞生了冷冻精液人工授精婴儿。就这样,卢惠霖父女在国内建立了一套完整的人类辅助生殖技术体系,开设了不孕与遗传门诊,生殖工程研究室开展了国家"七五"攻关重点课题——"体外受精-胚胎移植试管婴儿"研究。1987 年,2 例试管婴儿先后在湖南医科大学 2 所附属医院诞生。其中 1 例是中国首例供胚移植试管婴儿,也就是前文所提到了罗优群,当时的卢惠霖已经 87 岁高龄。由此,我国的生殖医学工程真正起步!

在开展辅助生殖技术的同时,卢惠霖十分重视遗传与优生、注重临床治疗、新医疗技术研究和应用中的法律、伦理的问题。1988年,在湖南岳阳召开的"全国生殖技术及其社会、伦理、法律问题研讨会"上,卢惠霖做了"关于生殖工程与法律、伦理问题的商榷"的报告。1989年10月,卢惠霖发表了"全国有关专业力量(生殖、发育和遗传工程工作者)联合起来,为提高新一代儿童天赋素质协作攻关"一文。卢惠霖主编的《人类生殖与生殖工程》一书,是我国医学生殖工程的经典著作。

卢惠霖、卢光琇的生殖工程研究室在1990年建立了植入前胚胎遗传学诊断鼠胚模型,并在人类应用上获得成功;1991年诞生了畸形精子分离术治疗后的正常婴儿;1993年建立了精子显微授精模型……到了2015年,中国首例"无癌宝宝"诞生;2017年,应用MicroSeq技术排除染色体易位的试管婴儿诞生,为染色体易位患者带来福音。时至今日,我国的生殖医学的研究和技术已可比肩发达国家,为我国人民的生殖健康和健康生育提供了保障。

### 三、专业知识

#### (一)遗传咨询

遗传咨询是应用遗传学和临床医学的基本原理和技术,与遗传病患者及其亲属以及有关社会服务人员讨论遗传病的发病原因、遗传方式、诊断、治疗和预后等问题,解答来访者所提出的有关遗传学方面的问题,并在权衡个人、家庭、社会的利弊基础上,给予婚姻、生育、防治及预防等方面的医学指导。

#### (二)产前诊断和植入前诊断

产前诊断以羊膜穿刺术和绒毛取样法等为主要手段,对羊水、羊水细胞、绒毛膜、胎儿脐血进行遗传学和生物化学分析,可对不同孕周的胎儿/胚胎进行必要的检查,是遗传病预防的重要环节。随着人工授精、体外受精-胚胎移植、卵细胞质内单精子注射等辅助生殖工程的开展,以及分子遗传学技术的应用,可以从种植前的早期胚胎中,取出部分细胞检测疾病相关基因,从而筛选出正常的胚胎进行宫腔内移植,即胚胎植入前遗传学诊断(PGD)。PGD技术将诊断时限提早到胚胎植入之前,避免了产前诊断可能引起出血、流产等,是产前诊断的重大突破,具有重要的临床意义和遗传学意义。

### 四、融入的思政教育元素

#### (一)捍卫真理,不屈不挠

作为基因论创始人摩尔根的门生和《基因论》的翻译者,卢惠霖始终坚持追求和捍卫科学真理的初心,并以实践来证实摩尔根理论的正确性。

**融入:**学生复习摩尔根原理时,了解《基因论》中文译者捍卫科学真理的故事。学习中国科学家对真理的追求的精神。

### (二) 无私奉献,不畏险阻

在卢惠霖的职业生涯中充满了险阻与苦难,学成之初抱病回国,之后经历学校迁徙、战争导致的颠沛流离,家人罹患疾病,但从未改变过他为科学、为教育、为患者奉献的精神和努力。

辗转迁徙的年代,他一个人教授寄生虫学、遗传学、胚胎学等多门课程,潜心细胞医学的研究、教学和临床应用;生殖医学工程起步的20世纪80年代实验条件简陋和艰苦,80多岁高龄的卢惠霖全新投入试管婴儿的科学研究。

**融入:** 遗传咨询和优生,了解这些领域在我国的发展历史,科学家的贡献。

### (三) 造福人类的精神

从事细胞遗传学研究之初,卢惠霖就确立了为临床服务,为人类优生服务的方向。国内第1个染色体专科门诊,国内第1个染色体病咨询门诊的相继开设,都是为了向孕产妇进行有效产前检查和咨询服务,为大众的健康生殖提供服务。而生殖医学工程的推动不仅填补了当时我国这一领域的空白,也造福了众多有辅助生殖需求的百姓。

**融入:** 遗传咨询的章节、遗传病的诊断章节中产前诊断和植入前诊断的知识。学习知识同时,了解这些领域在我国的发展历史,科学家的贡献,为我国人民带来的福音。

(刘 雯)

## 参考文献

1. 江正岐. 卢惠霖教授传略[J]. 遗传与疾病,1990,3:1.
2. 刘笑春. 科教风范德启后人——纪念生物科学家、医学遗传学家卢惠霖教授诞辰100周年[J]. 中国优生与遗传杂志,2000,8(4):1-4.

# 第十九章　中国临床遗传学奠基人——罗会元

## 一、教学目标

### （一）教学目标
单基因病的临床表型、遗传方式；遗传病，特别是单基因病的诊断、治疗。

### （二）思政目标
通过介绍中国医学遗传学家罗会元的故事，了解他赤诚的爱国之心和对我国罕见病的防治做出的不可磨灭的杰出贡献。培养学生的爱国情怀和社会责任感。

## 二、案例

"通过对医学遗传学的发展史进行回顾，可知医学遗传学是一门临床学科，临床遗传学是它的临床部分。医学遗传学学科的飞速发展是由于基础学科与临床遗传工作的密切互动。"——罗会元（1923—2013）（图19-1）。

罗会元是我国著名的医学遗传学专家，是中国临床遗传学的奠基人。1923年9月10日，他出生于上海的一个书香家庭。1940年考入东吴大学，在东吴大学读完医科的预科后，正值太平洋战争爆发，日本侵略军攻占北平与上海，罗会元冒险穿过沦陷区，到达成都，就读于迁至华西坝的金陵大学化学系。1945年毕业时恰逢战争结束，在亲友的帮助下赴美国约翰斯·霍普金斯医学院留学。1951年，以优异成绩毕业于约翰斯·霍普金斯医学院，获医学博士学位与金钥匙奖。毕业后的罗会元留在约翰斯·霍普金斯医院当内科实习医生。出于对新中国的向往，他毅然决定回国，报效祖国。但这时由于朝鲜战争爆发，美国政府下令扣留所有攻读理、工、农、医的中国留学生，他一时无法回国。同时因为美国的种族歧视，使中国人从事临床工作受到种种限制，在实习结束后，他便转而从事病毒学研究。在此期间，还不断遭到美国联邦调查局的监视与盘问。1954年，中美日内瓦谈判之后，留美中国学生

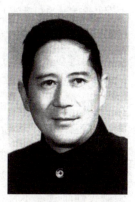

图19-1　罗会元

可以回国了。他听闻好消息后，即刻启程回到祖国。当时，因他研究成绩突出，指导教授力劝他继续留在美国工作，而且他所有的兄弟姐妹都在美国，也对他进行劝阻，都未能改变他的决定。

回国后，罗会元到北京协和医院内科当临床医生。1957年，因为他在病毒学上的研究的扎实基础，被分配到传染病教研组。20世纪60年代初，协和医院内科主任张孝骞成立了中国第1个医学遗传学教研组，指定罗会元负责。此时他在病毒学上的研究已经取得了出色的成绩，但是服从组织上的安排，勇挑组建医学遗传学教研组的重担。当时遗传病被认为是罕见病，工作不受重视，因此，他们是在遭受非议且困难重重之下开展工作的。

1979年，中国医学科学院在基础医学研究所成立了我国第1个医学遗传学教研室，请罗会元担任主任，他开始全身心投入医学遗传学的工作。罗会元认为医学遗传学本就起源于那些有远见的临床医生对某些在群体中较罕见，却在个别家族中高发的而且可代代相传的疾病（即遗传病）研究，而临床遗传则是直接与遗传病患者的诊治及对其家族的咨询的学科，是将相关将研究的成果服务于遗传病患者及其亲属，积极推动临床遗传学服务工作是医学遗传学的重要任务，也是我国医疗卫生事业的需求。他将遗传病的诊治与预防作为重中之重，研究室在6年间发展成包括了临床遗传、细胞遗传、生化遗传与分子遗传多个研究组的高水平的，不仅能担临床遗传工作，还开展科研与教学的医学遗传学教研室。20世纪80年代，罗会元加入了全国异常血红蛋白筛查协作组，调查北方地区的异常血红蛋白，并与梁植权教授合作进行异常血红蛋白的一级结构分析工作。他研究的"我国人16种类型异常血红蛋白的化学结构分析"获得1983年卫生部科技成果甲等奖。1984年，他在国内率先开展β-地中海贫血的基因研究，成功克隆了β-珠蛋白基因，并通过对中国南方地区β-地中海贫血样品的分析，确定了中国人β-地中海贫血基因突变类型特征，之后又开展β-地中海贫血早期产前诊断的研究和实践。现今我国南方地区在地中海贫血的诊断和预防中取得的成果正是罗会元的研究奠定了基础。在临床遗传工作中，他诊断和报道了许多当时国内尚未报道过的罕见遗传病：Lowe综合征、Stickler综合征、假性软骨发育不全、GM1神经节苷脂贮积症、I细胞病、甲基丙二酸血症等。而且将基因诊断和产前诊断的研究工作转化到临床服务，使许多遗传病如进行性假肥大性肌营养不良（DMD）、苯丙酮尿症（PKU）、肝豆状核变性（WD）、成人型多囊肾（APKD）得到及时的诊断和治疗等。以PKU为例，这种疾病是由于苯丙氨酸羟化酶（PAH）基因突变导致，患儿有严重智力低下等表现。通过早期诊断和产前诊断，可以及时给予低苯丙氨酸饮食治疗，从而有效预防患儿发病，智力与体格可基本正常。罗会元和他的团队自1987年起应用Southern印迹法、PCR、DNA序列分析、基因突变位点特异性寡核苷酸探针（ASO）斑点杂交、PCR产物单链DNA构象多态性（SSCP）分析等多等项技术系统研究了中国人PKU基因的多态性和基因突变类型，进行了71例产前基因诊断，发表了几十篇相关论文。最后他们将PAH基因内的短串联重复序列多态性分析和突变基因 PCR-SSCP 相结合，总结出一条 PKU 快速产前基因诊断的策略，研发了 PKU 快速基因诊断试剂盒。经过多年努力，在方法学上不断改进和创新，终于把 PKU 产前诊断成功率从最初的 30% 提高到 85%，使之变得更简便、快速、经济，基本解决了我国 PKU 的产前诊断问题。

在我国优生科学事业的发展历程中，罗会元也是先驱式的人物。1986 年，卫生部妇幼司委任罗会元为《中华人民共和国母婴保健法》专家咨询组组长。为推进中国的优生工作，在卫生部 1987 年成立了 3 个国家级遗传医学中心，罗会元被委任为北京中国遗传医学中心主任委员。1987 年，卫生部委任他为优生优育咨询委员会主任委员。1986 年和 1991 年，他被推选为第 7、8 届国际人类遗传学会常务理事，并担任 1991 年第 8 届国际人类遗传学大会副主席。

被誉为医学遗传学"圣经"的 *Mendelian Inheritance in Man*（MIM）的中文版（1994 年第 5 版）也是在他组织下翻译的，共约 660 万字。当时，他已是 70 多岁高龄的老人（图 19-2）。他还组织翻译了医学遗传学的权威著作——沃格尔·莫图尔斯基（Vogel Motulsky）编著的《人类遗传学》（*Human Genetics*，1997）的第 3 版。因在医学遗传学教学和国际交流中的杰出贡献，罗会元在 1999 年获得约翰斯·霍普金斯医学院国际教育成就奖。

罗会元在医学遗传学的科研、教学领域做出了许多贡献，尤其对于临床遗传学，他可以说是中国的开拓者和奠基人。

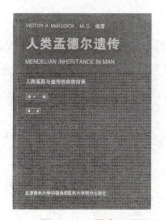 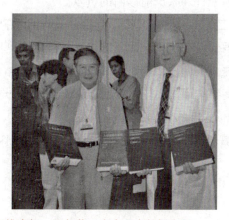

图 19-2　罗会元翻译了 *MIM*，并与维克托·阿尔蒙·麦库西克教授合影

## 三、专业知识

### （一）单基因病

突变的基因通过改变多肽链的质和量，使蛋白质发生缺陷，由此引起遗传病。如果疾病的发生由一对等位基因控制，即为单基因遗传病。根据缺陷蛋白质对机体所产生的

影响不同,通常把这类疾病分为分子病和先天性代谢缺陷2类。了解地中海贫血、假性软骨发育不全、GM1 神经节苷脂贮积症、I 细胞病、甲基丙二酸血症、DMD、PKU、WD 的临床表型、遗传学机制、遗传方式。

### (二) 遗传病,特别是单基因病的诊断、治疗

根据患者已出现的各种临床表现进行检查、确诊是遗传病临床诊断的主要内容,症状前诊断则是对有较高遗传病发病风险的个体做进一步检查、诊断,使他们在出现症状前能够得到明确诊断,对其在组织器官尚未出现器质性病变前进行必要的治疗和预防,也有助于遗传咨询。临床诊断包括表型、家系分析、细胞遗传学、生化遗传学和基因诊断。症状前诊断的可靠方法为 DNA 分析。

## 四、融入的思政教育元素

### (一) 中国医学遗传学家的杰出贡献

中国科学家罗会元是临床遗传学的奠基人,他的工作在当时填补了我国临床遗传学的空白,他所致力的临床遗传学研究、转化大大推动了我国罕见病的研究、诊断和治疗。为遗传病患者带来了福音。

**融入:** 在医学遗传学临床篇,特别是在单基因病和遗传病诊断的教学中介绍罗会元的工作。结合 PKU、DMD、地中海贫血等疾病的教学内容,了解罗会元时这些疾病的机制的研究、诊断、产前诊断的贡献。

### (二) 杰出医学遗传学家罗会元对祖国的赤子之心

罗会元在美国学成后排除种种险阻回到中国立志科学报国。在工作中顾全大局,从临床医生被调任传染病组工作,他发挥所学,成绩显著。当组织上决定要他负责组建医学遗传学教研组时,尽管他在病毒学上已经取得出色的成果,且当时对医学遗传尚不熟悉,他依然以大局为重,勇挑重担。

**融入:** 在介绍罗会元在临床遗传学的工作时,学习他赤诚的爱国之心。

(刘 雯)

## 参考文献

1. 黄尚志,吴菲. 忆罗会元先生[J]. 中国医院院长,2013,(18):80-81.
2. 黄尚志. 我国医学遗传学奠基人之一——罗会元教授[J]. 遗传,2014,36(11):3.
3. 罗会元,王涛,孙开来,等. 中国人经典型苯丙酮尿症(PKU)突变基因的鉴定与产前诊断[J]. 医学研究通讯,2000,(10):18-19.
4. 罗会元. 从历史的观点谈我国医学遗传学的出路[J]. 基础医学与临床,2008,28,(5):417-418.

## 第二十章　甘为人梯的医学教育家——许由恩

### 一、教学目标

#### (一) 教学目标
学习各种单基因病的遗传方式和特点；学习了解单基因病、染色体病的表型特征。

#### (二) 思政目标
学习我校前辈教育家为教育事业奉献一生，不计个人名利，甘为人梯的精神。

### 二、案例

许由恩(1914—2001)是上海医科大学教授、上海医科大学医学生物学教研室及医学遗传学研究室主任、世界卫生组织(WHO)人类遗传学委员会咨询委员。许由恩1914年12月出生于福建一个牧师家庭，1936年毕业于福建协和大学生物学系，同年执教于福建英华中学和福建协和大学生物学系(图20-1)。1947年，他偕妻子雷宏傲赴美国留学，在费城宾夕法尼亚大学攻读生物学，1949年底获硕士学位。之后，他们毅然放弃美国优越的工作条件和丰厚的物质待遇，历尽艰辛，绕道欧洲，辗转大半年，终于投向了新中国的怀抱。回国后，许由恩先是在中华基督教青年会全国协会工作。1952年秋，到上海第一医学院生物学科任教并兼教研组组长，后晋升为上海医科大学副教授、教授，担任上海医科大学生物学教研室和医学遗传学研究室主任，直到退休。

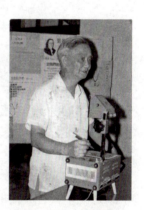

图20-1　许由恩

许由恩一生钟爱教育，无论是早期的中学教学，还是几十年的大学教学，他都将满腔热忱奉献于教书育人事业。在当时有限的条件下，他以其扎实的英文功底，密切关注国际生物科学的发展，孜孜不倦地汲取和充实生物学新知识、新理论。他在生命科学的前沿活跃地开展教学和科研工作。当时，国内各医学院校的相关学科是医学生物学，教学科研的单位是医学生物教研组，教学内容也是以医学生物学为主。许由恩率先在全国医学生物学领域中引进细胞学和医学遗传学这样的新学科,编讲义,开讲座。先后为上海市科协、中华医学会、复旦大学、上海师范学院、中科院昆虫所、市卫生局等组织机构开设讲座,仅1977—1979年期间就为全国各地讲学100多次。他在恢复研究生招生制度的第1年招收了4名研究生,其中2名是以已故妻子的名义招收,以纪念罹难的爱人。之后,他招收和培养了许多研究生,为学生们的成长倾注了大量心血,他的这一事迹曾刊登在当时的《文汇报》。这些研究生大多已成为国内外本领域的专家学者,他们始终谨记着导师的教诲,以所学所长为人类的科学事业做出各自的贡献。

许由恩认为培养教师与教书育人同样重要,要推动我国医学教育水平发展,亟须一支高水准的、专业技术扎实的师资队伍。1985—1994年期间,许由恩主持举办了10期全国各地的医学院校生物学高等师资进修班(图20-2)。他不仅亲自授课,还对学员们的工作、学习乃至生活起居关怀备至。他曾因劳累过度而昏倒在讲台上,台下学员们无不为他执着的献身精神而动容。晚年,他设立了"许由恩医学生物学奖教金",以奖励那些在医学生物学教学中取得成绩的中青年教师。

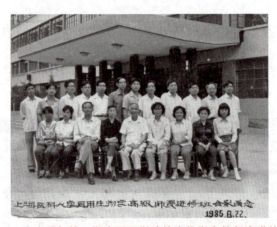

图20-2 许由恩与第1期全国医学院校生物学高等师资进修班学员

许由恩编写了大量的教材和专著,先后主编《遗传病的产前诊断与优生》《医学遗传学概论》《医学生物学进展》《医学细胞学引论》等。作为副主编或参编者编写了《医学百科全书(医学遗传学分卷)》《医学细胞生物学》《细胞增殖动力学》《医学遗传学》《遗传工程》《医学遗传基础》《医学遗传学名词解释》《辞海》《医用生物学》等。许由恩既是一位渊博、治学严谨的学者,又是一位诲人不倦、德高望重的教授,更是一位待人谦和、性格正直的长者。他从不计较个人排名,甘为人梯,无私地培养和提携后辈,在编写《医用生物学》教材的时候,他已经是学界前辈和长者了,却主动提出由当时正值中年的哈尔滨医科大学的李璞教授做主编,他甘当副主编,辅助李璞的工作。当时《医学百科全书》的编撰是由许由恩的工作单位上海医科大学负责的,他却并没有近水楼台先得月,而是推荐了后辈,由中国医科大学的宋今丹主编《医学百科全书(细胞生物学分卷)》,《医学百科全书

(医学遗传学分卷)》则推荐了著名的遗传学家卢惠霖主编,他只担任副主编。

许由恩几十年来为培养、提高全国医学院校的医学生物学高等师资呕心沥血,获得了全国同行的赞誉。许由恩不但献身于教育事业,在教学方法和教学手段上的钻研、创新也堪称楷模。他十分注重教学方法的形象化、启发式,使原本十分抽象的东西变得具体、可见,从而明显提高学生的理解程度。在国内医学院中,他率先将电化教育用于生物学教学。他和同事们一起把投影、幻灯、录像广泛地用于课堂教学,大大提高了教学质量,这在那个年代是非常先进的教育手段,堪比如今的信息化教学。由他主持拍摄的医学生物学教学电视系列片(6部)、投影系列片(2套)被广泛应用于全国120多所医学院校、综合性大学,其中《遗传病》一片还获得了卫生部颁发的优秀教学电视片一等奖,《动物进化》一片获得了电化教育优秀作品奖。《遗传病》一片是现存的、仅有的、最为完整的遗传病视频资料,目前依旧在全国各大医学院校的教学中使用,也成为他的学生左伋教授主编的国家级规划教材《医学遗传学》的数字教材、融合教材和慕课(MOOC)的重要素材。许由恩为祖国的高等教育事业以及医学科研工作兢兢业业、踏踏实实地奋斗了一生,是值得我们学习的楷模。

## 三、专业知识

### (一) 单基因病遗传方式和特点

单基因遗传病,简称单基因病,是由一对等位基因控制而发生的遗传性疾病,这对等位基因称为主基因。单基因遗传病的遗传可分为核基因的遗传和线粒体基因的遗传2种。核基因遗传的单基因遗传病在上下代之间的传递遵循孟德尔定律,因此也称为孟德尔遗传病,根据致病主基因所在染色体和等位基因间显隐关系的不同,包括5种遗传方式:①常染色体显性遗传;②常染色体隐性遗传;③X连锁显性遗传;④X连锁隐性遗传;⑤Y连锁遗传。

### (二) 单基因病的表型特征

学习马方综合征、白化病、WD等几十种单基因病的表型和遗传方式。

### (三) 染色体病的表型特征

学习21-三体综合征、18-三体综合征、猫叫综合征、Turner综合征、Klinefelter综合征的表型和染色体核型。

## 四、融入的思政教育元素

许由恩一生钟爱教育,即便身处逆境,念念不忘的仍是教育事业。不仅致力于医学生和医学研究生的培养工作,还为当时全国医学生物学领域的师资培养做出了巨大的贡献。许由恩从不在乎个人奖项、排名这些身外之誉,更热衷于提携后人,培养医学遗传学的优秀教师。在他的信念中只有崇高的信念，只有为国家培养医学人才的理想和斗志。

**融入**：在学习遗传方式、遗传病以及课后复习、拓展学习时，观看遗传病视频，体会这宝贵学习资料的制作者为培养祖国的医学人才付出的辛劳。

（刘　雯）

# 第四篇

现况篇

# 第二十一章　我国对地中海贫血的有效防控

## 一、教学目标

### （一）教学目标

掌握分子病的概念，地中海贫血的临床表现、分子机制和遗传特征；熟悉地中海贫血的分类；了解地中海贫血的诊断和治疗方法。

### （二）思政目标

了解我国地中海贫血的预防、诊断和治疗进展，医务工作者在其中的贡献，明确医生的职责是助健康之完美，医疗不仅仅是治疗疾病，医学生要树立良好的价值观，在学习专业知识的同时，培养自己的公共卫生健康思维和宏观的健康意识；了解我国地中海贫血防控的策略，认识遗传病防控的重要性，并树立遗传病可防的信心；了解我国地中海贫血的防控现状，部分地区已实现重症地中海贫血患儿"零出生"的有效防控效果，并正将相关策略和经验向"一带一路"和国内其他地中海贫血高发区推广，产生民族自豪感和民族自信心。

## 二、案例

1925年，库利（Cooley）和李（Lee）首先描述地中海贫血这一疾病，由于该病最早发现于地中海地区的人群，因此命名为"地中海贫血"（thalassemia），简称地贫，即珠蛋白生成障碍性贫血。地中海贫血是全球分布最广、累及人数最多的遗传性血液病，严重威胁人类健康，是由于某种珠蛋白链的合成量降低或缺失，导致的溶血性贫血。按照异常的珠蛋白链类型，可以把地中海贫血区分为多种不同的类型，临床上比较常见的是 α-地中海贫血和 β-地中海贫血。

迄今为止，据不完全统计，我国重型和中间型地贫患者在 30 万人左右，主要集中在长江以南的福建、江西、湖南、广东、广西、海南、重庆、四川、贵州、云南等省（区、市），以两广地区最为严重，且随着人口流动的增加，该病有向北方扩散的趋势。其中广东地贫基因携带者超过 10%，以 2014 年人口数 10 724 万人计算，地贫基因携带者超过 1 000 万人。广西是我国南方地贫发生率最高的省级行政区，每 4～5 人就有 1 个地贫缺陷基因携带者,每55个家庭就有1个有重型地贫出生风险,如果没有严格的防控措施,每出生200~250个胎儿就有1个重型地贫(包括血红蛋白H病)患儿。由于基因携带率高和人口基数大,预防地贫已成为中国南方地贫高发区减少出生缺陷的战略需求。

### (一) 我国地贫的筛查、诊治及研究进展

我国最早有关地贫的报告是在1940年,广州报告了3例,北京协和大学报告了1例。虽然我国有了地贫病例的相关报道,然而新中国成立前后,我国的经济水平低,医疗条件落后,对地贫的诊治和研究并没有被重视。直至20世纪80年代中期,我国才首次进行了针对全国20个省市(自治区)近60万人的大规模地贫流行病学调查(简称流调)。结果显示,地贫主要分布在我国长江沿岸及以南的地区,包括11个省、自治区和直辖市,以及沿丝绸之路分布的陕西、甘肃、新疆等地。当时地贫的检出率为3.62%,其中α-和β-地贫的检出率分别为2.95%及0.67%。之后针对地贫的防治、筛查和研究工作逐步展开,特别是地贫高发地区。科研工作者开展了我国地贫的分子遗传学基础研究,阐明了中国人α-和β-地贫的突变谱。中国人群中常见的缺失型α地贫为:--/αα(东南亚型)、$\alpha^{-3.7}\alpha/\alpha\alpha$及$\alpha^{-4.2}\alpha/\alpha\alpha$;常见的非缺失型α地贫则主要是Constant Spring(Hb CS)基因突变及少量Hb Quong Sze(HbQS)基因突变。我国较常见β-地贫有8种,主要是点突变。广西和广东是地贫的高发区,目前两广地区地贫的基因频率、详细的基因突变谱和人群分布的基础资料均已研究获得。我国自1985年成功地对已生育过重型地贫患儿的高风险家庭进行产前基因诊断后不久,又开展了对β-地贫的产前基因诊断。

由于多数地贫基因携带者没有临床症状,仅表现出一些异常改变的血液学表型(如血常规的MCV和MCH等)。目前,我国主要是通过血常规检查和血红蛋白分析等简单易行的方法进行地贫筛查,当发现一些异常的血液学指标(如血常规的MCV和MCH等),则需进一步进行基因检测,以确诊是否为地贫以及地贫类型。地贫高发地区需对新生儿及健康体检中发现的贫血患儿进行地贫筛查。

随着地贫防控的加强,发病率逐年下降,与此同时地贫的治疗效果不断增强。目前地贫的治疗包括输血替代治疗(规律输血和外铁治疗)和造血干细胞移植。造血干细胞移植是目前唯一能够根治地贫的方法。目前我国很多医院都能开展造血干细胞移植治疗地贫,有些技术和方法达到世界领先水平,移植失败和移植相关死亡的问题需要进一步的解决。针对地贫的基因治疗也在研发,远期疗效不确定和治疗费用昂贵等问题亟待解决。

### (二) 我国地贫的有效防控策略

重型地贫患者生活质量差,治疗费用昂贵,治疗效果不确定,因此预防和控制仍是干预地贫最有效的措施。地贫为常染色隐性遗传病,只有当夫妇双方携带同类型地贫基因时,会有1/4的概率生育重型地贫子女(图21-1),因此在地贫高发区开展地贫筛查非常必要,而且越早越好,可以在婚检、孕检或产检时进行。

我国已经在地贫的筛查、诊断和干预方面,积累了丰富的经验,并取得了显著成效。与其他遗传病类似,地贫的防控措施需要进行三级预防,包括人群基因携带者的筛查、高

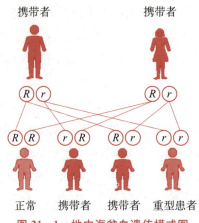

图 21-1 地中海贫血遗传模式图

危妊娠产前诊断以及选择性流产淘汰重型患儿等。一级预防是通过婚前、孕前优生检查,及早发现夫妇双方地贫基因携带状况,针对性制订孕育计划,预防地贫的发生;二级预防是通过实施产前诊断和遗传咨询,明确胎儿地贫患者基因类型,避免重型地贫患儿出生;三级预防是通过开展新生儿疾病筛查,促进确诊地贫患儿早诊早治。

我国地贫的防控主要采用基于医院的群体预防模式,以医院为中心进行携带者筛查(孕前/产前),目标人群是来医院进行产检的孕妇或孕前人群,通过筛查夫妇双方的表型(血常规和血红蛋白电泳分析)和基因诊断来杜绝重型地贫患儿的出生。这种防控模式可操作性强,具有一定的针对性和实效性,比较经济又容易推广实施。1993 年,我国就在多家医院推广了这种基于医院水平的前瞻性地贫预防模式。但是这种模式服务的人群对象有一定的局限性,于是 1998 年开始在广东省珠海市进行了基于社区水平的大规模人群预防计划措施的试点探索,效果也比较显著。广西壮族自治区南宁市在 2005 年也开始了农村地区的地贫人群预防计划并已取得初步的成效。为了进一步推广和推进地贫筛查,2012 年国家卫生和计划生育委员会(现国家卫生健康委员会)启动实施"地中海贫血防控"试点项目,在广西等 7 个地贫高发省份免费为育龄夫妇提供地贫筛查、基因检测和产前诊断相关服务。截至 2013 年,试点地区共为 15.3 万对夫妇提供免费地贫筛查。2014 年,项目实施范围进一步扩大至 10 个省(区、市)71 个县(市、区),实现了地贫高发区全覆盖。该项目使得地贫患儿出生率大幅度下降,部分地区已实现重型地贫患儿"零出生"。

目前,国家已在广东及广西等省建立了较为完善的地贫筛查预防网络,制订了地贫防控试点项目技术服务规范和地贫产前诊断技术规范(图 21-2)等,加大地贫筛查相关的培训工作,将地贫的筛查工作纳入各市、区级医院和妇幼保健院对孕妇常规检查项目,使地贫在我国部分高发省份被较好地控制。

地贫高发地区与我国"一带一路"中 21 世纪海上丝绸之路走向正好吻合,由于该沿线多为经济不发达地区,对地贫的防控措施不足,对患者的治疗也不充分,有些地区造血

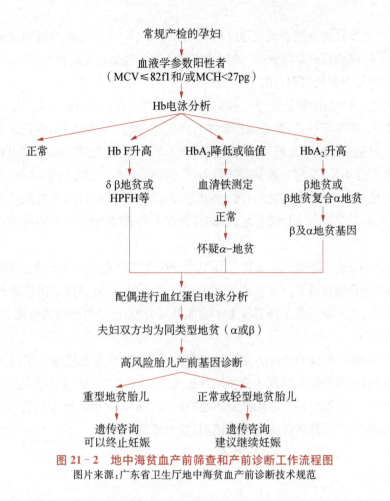

图 21-2 地中海贫血产前筛查和产前诊断工作流程图
图片来源:广东省卫生厅地中海贫血产前诊断技术规范

干细胞移植治疗也未普遍开展。因此,专家学者已经提出加强与沿线国家的地贫防治交流,推广我国地贫防控和诊治经验。2014 年 10 月 11 日,国家卫生和计划生育委员会(现国家卫生健康委员会)与国际地中海贫血联盟(Thalassaemia International Federation,TIF)在中国南宁联合举办了第二届地中海贫血·出生缺陷预防国际研讨会。100 余名中国、塞浦路斯、印度尼西亚、泰国的政府官员和专家共同参会,深刻分析了地贫和出生缺陷的严峻形势,深入研讨了地中海贫血高发区的预防控制技术和经验,全面交流了与会国家推进预防控制出生缺陷的长期战略。

(三) 我国未来地贫防控的方向

随着国家和政府对地贫的日益重视和投入的增加以及相关医务人员的共同努力,我国地贫的防控取得了很大的进步,然而地贫防控形势依然严峻,各地区地贫筛查投入不均衡,还有很多深层次的问题有待解决。

**1. 开展全国范围内的流行病学调查** 近 30 年来我国未再开展全国范围内地贫的流调,只有广东、广西、云南等省开展区域性的流调工作,还有相当多的地区未开展地贫的流行病学研究。缺乏全国流行病学资料,将影响国家与地方政府对地贫防治政策的制定。因此，有必要开展全国或高发地区地贫的流调工作，为国家或地区制定地贫的防治政策，建立防控网络提供科学依据，最终达到降低重型地贫患儿的出生率，从根本上减轻家庭与社会的压力和负担的目的。

2. **继续加强地贫的科普工作**　地贫在我国南方分布广泛，随着我国地贫诊治和研究的不断深入，在政府机关、医务工作者和社区工作者的共同努力下，人们对地贫有了一定的了解。但是由于经济发展和政府重视程度不同等原因，地贫的防治知识在某些地贫高发区普及力度不足，甚至有些基层医务人员对该病认知水平也不高。因此各地相关部门应加强对地贫相关知识的宣传力度，尤其是基层和贫困地区；加大对医务人员及相关工作者，特别是基层医务人员进行培训；制订针对不同人群的科普方案，特别是对少数民族群众。

3. **加大科研成果转化**　临床和公共卫生的医务工作者致力于地贫的研究、预防和诊治工作，使得我国在地贫方面发表的文献居世界前列，但科研成果的临床转换率仍较低。今后国家、地方和医务工作者等多个层面共同努力，促进科研成果转化，使得科研更好地服务于临床。

4. **总结和推广有效的地贫防控策略**　目前广东、广西等省已建立了较为完善的地贫筛查预防网络，部分地区实现了重型地贫患儿的"零出生"。应该总结和推广地贫有效的防治工作模式和成功经验，在因经费不足或防控意识不足而导致大量的地贫患儿出生的地区进行推广，扩大地贫防治效果的范围，加大地贫试点。

## 三、专业知识

血红蛋白（hemoglobin，Hb）是红细胞中具有重要生理功能的蛋白质。血红蛋白分子合成异常引起的疾病称为血红蛋白病（hemoglobinopathy）。习惯上将其分为异常血红蛋白和地中海贫血2大类。

地中海贫血患者由于某种珠蛋白链的合成量降低或缺失，造成一些肽链缺乏，另一些肽链相对过多，出现肽链数量的不平衡，导致溶血性贫血。按照合成速率降低的珠蛋白链类型，可以把地贫区分为多种不同的类型：α-珠蛋白链合成减缺的称为α-地贫，β-链合成减缺的称为β-地贫，γ-链合成减缺的称为γ-地贫，δ-和β-链合成减缺的称为δβ-地贫，以此类推。α-地中海贫血（α-thalassemia）又分为缺失型和非缺失型2大类。β-地贫（β-thalassemia）分为重型、中间型和轻型3种类型。

## 四、融入的思政教育元素

### （一）遗传病预防的重要性

重型地贫患者生活质量差，治疗费用昂贵，治疗效果不确定。虽然目前造血干细胞移植可以根治地贫,但是患者要面临移植失败或者移植相关死亡的风险,其家庭也会承担很大的精神压力和经济负担。地贫虽然难治,但却是可预防的,做好地贫筛查和产前诊断,就能有效地控制地贫患儿的出生。新中国成立至今,通过各方面的努力,已有部分地区达到了重型地贫患儿"零出生",相关经验也在向其他地贫高发区推广。由此可以看到,遗传病的发生是可预防的。

**融入:** 课前学生查阅地贫防控策略的相关知识,课堂上组织学生就遗传病的预防展开讨论。

### (二) 增强民族自豪感和民族自信心

了解我国地贫的防控现状,部分地区已实现重型地贫患儿"零出生"的有效防控效果,并正将相关策略和经验向"一带一路"和国内其他地贫高发区推广,产生民族自豪感和民族自信心。

**融入:** 课前学生查阅地贫防控策略的相关知识,课堂上组织学生就我国防控策略的经验展开讨论。

(杨 玲)

## 参考文献

1. 北京天使妈妈慈善基金会,中华思源工程扶贫基金会,北京师范大学中国公益研究院.中国地中海贫血蓝皮书:中国地中海贫血防治状况调查报告(2015)[M].北京:中国社会出版社,2015.
2. 梁秋.我国地中海贫血诊治进展与现状[J].临床医学研究与实践,2016,1(24):2.
3. 王莉,徐酉华.α-地中海贫血的诊治进展[J].国际儿科学杂志,2006,33(4):258-261.
4. 王燕燕,李晓辉,徐酉华.地中海贫血诊治进展与我国现状[J].中华实用儿科杂志,2013,28(6):473-476.
5. 张瀚文,朱宝生.地中海贫血的治疗进展与预防[J].中国妇幼保健,2016,31(3):666-668.

# 第二十二章　中国出生缺陷的防治策略和成效

## 一、教学目标

### （一）教学目标

学习出生缺陷的概念，熟悉出生缺陷的分类，掌握2种高发的出生缺陷——神经管畸形和先天性心脏病；掌握出生缺陷的遗传因素和环境因素。

### （二）思政目标

了解我国政府为保障儿童健康，提高人口素质，对出生缺陷的防治策略和几十年来所取得的成效，树立医学生建设健康中国，献身我国卫生健康事业的决心。

## 二、案例

出生缺陷是导致早期流产、围产儿死亡、婴幼儿死亡和残疾的主要因素。据统计，出生缺陷在新生儿中，严重畸形的真实发生率大约是5%，轻度畸形的发生率为10%。我国出生缺陷发生率在5.6%左右，虽然发生率在世界上属于中等水平，但是因为我国是人口大国，每年新增出生缺陷数约达到90万例，其中出生时临床明显可见的出生缺陷约有25万例，因此，出生缺陷的防控将影响我国人口素质和健康水平。

出生缺陷病种繁多，目前已知的至少有8 000～10 000种。先天性心脏病、神经管畸形、多指（趾）、唇（腭）裂等是我国发生率比较高的出生缺陷。我国每年新发出生缺陷高达90万例，部分出生缺陷发生率呈上升态势。据统计，我国每年新增先天性心脏病可能达13万例，神经管畸形约1.8万例，唇裂和腭裂约2.3万例，唐氏综合征2.3万～2.5万例。

为减少出生缺陷、提高人口素质，保护妇女儿童健康权益，我国对出生缺陷防治工作非常重视，采用综合防治策略，推广三级预防措施，取得了明显成效。

1994年10月27日通过了《中华人民共和国母婴保健法》，其第一条："为了保障母亲和婴儿健康，提高出生人口素质，根据宪法，制定本法。"2017年11月4日第12届全国人民代表大会常务委员会第30次会议通过《中华人民共和国母婴保健法》修改。使出生缺陷防治有了法律法规的保障。之后，逐步制定和完善出生缺陷防治一系列相关法律法规和政策措施，如《中国妇女发展纲要》《中国儿童发展纲要》。《中国儿童发展纲要（2010～2020年）》提出了"严重多发致残的出生缺陷发生率逐步下降，减少出生缺陷所致残疾"的任务目标。卫生部先后印发了《孕产期保健管理办法》《产前诊断技术管理办法》《新生儿疾病筛查管理办法》等规章和技术规范。

早在1986年，我国就建立了出生缺陷监测系统，是由医院对孕产妇死亡、婴儿死亡和新生儿出生缺陷的情况进行监测、报告的系统。具体为监测满28孕周至出生后7天的围产儿和新生儿，重点监测23类常见的结构畸形、染色体异常及少部分遗传代谢性疾病。80年代至今，不断地加强出生缺陷监测网络建设，在省、市、区县各级都逐步建立出生缺陷监测系统。目前中国妇幼卫生的"三网监测"，即"孕产妇死亡监测""儿童死亡监测"和"出生缺陷监测"已经比较完善。已经实现监测数据的网络直报，保证了监测信息及时性和准确性。

在出生缺陷的预防策略上，我国实施三级预防。一级预防是指防止出生缺陷儿的发生，包括婚前检查、遗传咨询、孕期保健，包括合理营养、预防感染、谨慎用药、戒烟戒酒、避免接触致畸因子。二级预防的目的是减少出生缺陷儿的出生，在孕期通过早发现、早诊断和早采取措施，以预防出生缺陷儿的出生。三级预防是指对已经出生的出生缺陷儿的有效治疗。

由于出生缺陷往往是带有严重的先天畸形的，因此防控的重点是一级和二级预防。以我国神经管畸形的一级防控为例，神经管畸形是我国最常见的出生缺陷类型之一，无脑儿和各种类型的脊柱裂是常见的神经管缺陷畸形，其他为裸脑、脑膨出、脑积水等（图22-1）。20世纪80年代初，中国每年因神经管畸形瘫痪和死亡的病例超过10万。当时中国的神经管畸形死亡率在7‰左右，远高于当时的世界平均水平1‰。叶酸（图22-2）是一种水溶性维生素，因绿叶中含量十分丰富而得名，又名喋酰谷氨酸，可预防神经管畸形。1931年，印度孟买产科医院的医生威尔士（Wills）等发现叶酸可以预防贫血。20世纪60年代，英国产科医生布赖恩·希巴德（Bryan Hibbard）发现，医院里出生有神经管畸形的孩子的母亲多半有贫血的症状。于是他猜想：神经管畸形的发生可能是由于孕妇体内缺乏叶酸。而这个猜想促成了随后很多关于叶酸与神经管畸形关系的研究。但直到1991年，英国医学研究委员会才首次证实了妊娠前后补充叶酸确实可以预防神经管畸形的发生，降低50%～70%的发病率。而中国在更早的80年代就提出了叶酸可以防治神经管畸形。1983年，研讨会上，北京大学第一医院院长严仁英（图22-3）在北京召开的"欧洲-中国围产保健监测研讨会"上做了"神经管畸形是导致新生儿死亡的第一原因"的报告，并提出了在中国开展叶酸预防神经管畸形实证研究的建议。1990年"中美预防神经管畸形合作项目"正式启动。在中国神经管畸形高发区河北、山西和低发区江苏、浙江4个省，项目招募了28.5万名育龄期女性，依托我国当时已经较为成熟的出生缺陷监测系统，开展叶酸对神经管畸形的预防作用的调查与医学研究。可以说，这是迄今为止国际合作项目中规模最大、投入资金最多的医学研究之一。项目研究成果得到了WHO的充分认可，研究结果中0.4毫克的叶酸增补剂量也成为预防出生缺陷的全球标准。基于研究结果，1995年9月，国家卫生部决定在全国实施"妇女增补叶酸预防神经管畸形"技术成果推广计划。之后的5年，我国神经管畸形的发生率就下降了50%。2009—2011年，中央财政共投入3.2亿元为农村孕前和孕早期妇女免费增补叶酸预防神经管畸形。1996年，我国神经管畸形发生率13.6/10 000，到了2011年已经下降到4.5/10 000，取得了显著的成果。

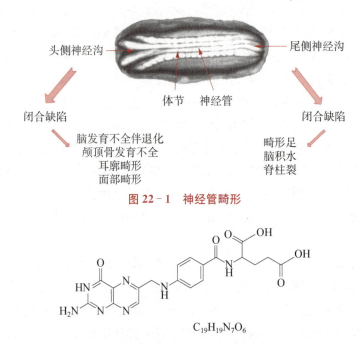

图22-1 神经管畸形

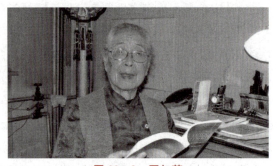

$C_{19}H_{19}N_7O_6$

图22-2 叶酸分子结构

图22-3 严仁英

二级预防是指减少严重出生缺陷儿的出生，主要是在孕期通过早发现、早诊断和早采取措施，以减少严重出生缺陷儿的出生。我国通过广泛的孕产期检查、保健服务，对出生缺陷起到了有效的预防作用。以唐氏综合征的预防为例，唐氏综合征产前筛查（简称唐筛检查）的目的是通过对孕妇的产前检查来判断胎儿患唐氏综合征的风险，从而达到减少患儿出生的"二级干预"目的。唐筛检查按照检查手段可分为3类：血清学检查、超声检查和无创产前DNA检测。如果唐筛检查结果显示胎儿患唐氏综合征的风险比较高,就进一步进行羊水或绒毛胎儿染色体核型分析以做确诊性的检查。2011年,全国唐氏综合征产前血清学筛查率为22.7%,较2008年提高了7.5%。以陕西省产前诊断中心为例,2016—2018年,该中心共进行产前诊断3 967例,确诊640例染色体缺陷胎儿,其中唐氏综合征296例,有效预防了唐氏综合征缺陷儿的出生。唐氏综合征目前并没有特别行之有效的治疗方法,产前筛查和产前诊断是预防出生缺陷的重要一环。2019—2020年,我国多个地区将唐筛检查纳入惠民工程,免费为所需百姓开展这项检查(图22-4)。

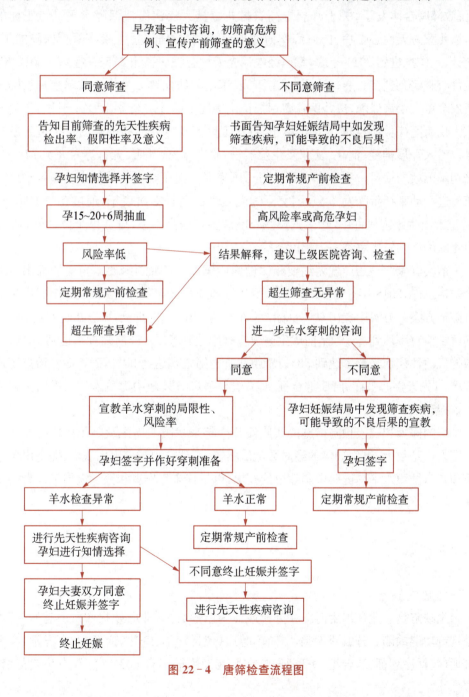

图22-4 唐筛检查流程图

三级预防是指出生缺陷患儿出生后采取及时、有效的诊断、治疗和康复。根据原卫生部的《中国出生缺陷防治报告(2012)》：全国新生儿遗传代谢性疾病筛查率已从2002年的15%提高到2011年的69.6%；2010年全国新生儿听力筛查率为39.9%，较2008年提高了10%。北京、天津、上海、江苏、浙江、山东等地的新生儿遗传代谢性疾病筛查率已超过95%，新生儿听力障碍筛查率达到90%以上。部分地区已将先天性心脏病、蚕豆病、先天性肾上腺皮质增生症等病种纳入新生儿疾病筛查范围。2010年6月，卫生部、民政部联合印发了《关于开展提高农村儿童重大疾病医疗保障水平试点工作的意见》，以儿童先天性心脏病、白血病作为试点，开展农村居民重大疾病医疗保障的工作。据统计，工作推进到2011年底，就已经救治先天性心脏病患儿26536名。自2012年起，先天性心脏病、血友病、唇(腭)裂、尿道下裂、苯丙酮尿症等5种出生缺陷疾病被陆续纳入新农合重大疾病保障，患儿医疗费用报销比例逐步提升。城乡儿童先天性心脏病被纳入重大疾病医疗救助范畴。2018年起，将贫困地区新生儿疾病筛查项目扩展到所有贫困县。深入开展神经、消化、泌尿及生殖器官、肌肉骨骼、呼吸、五官等六大类72种先天性结构畸形救助项目。2019年7月25日，国家卫生健康委员会就健康中国行动之妇幼健康促进行动举行新闻发布会，国家卫健委妇幼司司长秦耕表示，通过有效的防控，在23种重大出生缺陷病种中，除了先天性心脏病多年居高不下，排在第1位之外，其他22种出生缺陷疾病发生率都在大幅度下降。

为落实国家"十三五"规划纲要和《"健康中国2030"规划纲要》，全面加强出生缺陷综合防治工作，2018年8月20日，国家卫生健康委员会组织研究制定了《全国出生缺陷综合防治方案》，方案中提出具体目标：到2022年，出生缺陷防治知识知晓率达到80%，婚前医学检查率达到65%，孕前优生健康检查率达到80%，产前筛查率达到70%；新生儿遗传代谢性疾病筛查率达到98%，新生儿听力筛查率达到90%，确诊病例治疗率均达到80%。先天性心脏病、唐氏综合征、耳聋、神经管畸形、地中海贫血等严重出生缺陷得到有效控制。

法律的保障和三级预防措施的实施使几十年来我国的出生缺陷防控卓有成效。然而我国人口基数大，出生缺陷的绝对数量依然较多，预防和减少出生缺陷，提高出生人口素质和儿童健康水平是健康中国建设的要求，也是临床工作者和医学遗传工作者的重要使命。

## 三、专业知识

### (一) 出生缺陷

出生缺陷是患儿在出生时即在外形或体内所形成的，非分娩损伤所引起的，可识别的结构或功能缺陷。分成两大类，即简单畸形(包括畸形、畸化、变形、发育异常)和多发性畸形(包括序列征、综合征、关联征)。在胎儿期因缺陷有80%~85%发生自然流产、围产期因缺陷有20%～25%发生死亡、新生儿期出生缺陷发生率为5%～10%。降低出生缺陷发生率最为关键在于胎儿宫内诊断和根据妊娠不同阶段准确采取诊断技术和方法。最常见和严重的出生缺陷有神经管缺陷（脊柱裂和无脑儿）、先天性心脏病（房间隔缺损、室间隔缺损、法洛四联症）。

调查显示，新生儿中有2%～3%在出生时有严重畸形，考虑到某些畸形在出生时没被觉察（如脑的畸形），新生儿严重畸形的真实发生率为5%，轻度畸形的发生率为10%。严重畸形的后果取决于出生缺陷的严重程度以及是否采取了治疗措施，一般而言，25%在早期死亡，25%具有严重的智能或身体上的残疾，50%经过治疗后预后良好。

### （二）出生缺陷的发生机制

出生缺陷的发生原因比较复杂，包括遗传因素（染色体畸变和基因突变）、环境因素（包括生物致畸因子、物理性致畸。致畸药物"三废"、农药、食品添加剂和防腐剂、酗酒、吸烟、吸毒、缺氧、严重营养不良）和遗传与环境协同作用，其中遗传因素是最主要。

## 四、融入的思政教育元素

了解我国政府出生缺陷的防治工作，把出生缺陷防控作为提高人口素质，促进社会经济协调发展的重要基础性工作，不断健全相关法律法规，加强出生缺陷的预防控制、医疗救治和医疗保障能力，不断提高治疗和康复水平。增强学生学习医学的热情，建立为百姓大众服务、为健康中国的建设奉献的信念。

**融入**：学习出生缺陷概念、分类、原因的同时，介绍或由学生自行查阅资料，了解我国出生缺陷的发生情况，我国的防控策略和成效。

（刘 雯）

## 参考文献

1. 封志纯，王艳. 我国出生缺陷防控研究与应用进展[J]. 中国儿童保健杂志，2019，27(8)：813-815.
2. 国家卫生健康委员会. 全国出生缺陷综合防治方案[R/OL]（2018-09-01）[2021-06-30]. http://www.nhc.gov.cn/cms-search/xxgk/getManuscriptXxgk.htm?id=9644ce7d265342779099d54b6962a4e0
3. 中华人民共和国卫生部. 中国出生缺陷防治报告（2012）[R/OL].（2012-09-12）[2021-06-30]. http://www.gov.cn/gzdt/att/att/site1/20120912/1c6f6506c7f811bacf9301.pdf

# 第二十三章　中国罕见病研究和诊治突飞猛进的 10 年

## 一、教学目标

### （一）教学目标

罕见病概念，单基因病、线粒体病和染色体病的基因型和表型的特征和遗传方式，诊断和治疗。

### （二）思政目标

使学生了解我国近 10 年对罕见病的重视程度，在罕见病的研究、诊断、治疗上取得的进展和情况。罕见病的研究任重道远，激发医学生为解决医学问题的学习热情，培养"敬佑生命、救死扶伤、甘于奉献、大爱无疆"的精神，担当起历史赋予的重任，为我国医疗事业，人民健康奉献。

## 二、案例

2020 年武汉疫情期间，身患渐冻症的金银潭医院院长张定宇奔波在抗疫第一线，他行走不便、摇摇晃晃的身影感动了很多人。渐冻症的正式名称为肌萎缩侧索硬化症，发生率在人群中只有十万分之三至十万分之七。2014 年，引人瞩目的冰桶挑战，也是为了呼吁关注渐冻症患者。除了渐冻症，还有非常容易骨折的被称为"瓷娃娃"的成骨不全症、手指（脚趾）如蜘蛛样的马方综合征、轻轻一碰就出血的血友病……这些发病率很低的疾病被称为罕见病。

罕见病是指发病率极低的疾病。欧盟对罕见病定义为发病率低于 1/2 000 的疾病；而美国将罕见病定义为患者人数少于 20 万人的疾病；根据中华医学会遗传学分会提出的定义，患病率低于 1/500 000 或新生儿发病率低于 1/10 000 的疾病为罕见病。罕见病虽然发病率低，但是种类繁多，有 7 000 多种，约占人类疾病的 10%。大多数罕见病是遗传性的疾病，其中 80% 以上是单基因病。且大部分罕见遗传病无明确治疗方法，据统计，仅有 5% 的罕见病能够有效治疗。由于每一种罕见病患者人数少，所以针对某一种疾病开展的研究十分有限，导致大多数罕见病缺医少药，给患者及其家庭带来巨大的痛苦。国际上,为促进社会公众和各国政府对罕见病及罕见病群体面临的问题的认知,欧洲罕见病组织(EURODIS)于2008年起,将每年2月的最后1天定为国际罕见病日。

由于我国人口基数大,患者绝对人数多,就形成了罕见病并不罕见的特殊局面。我国的罕见病发生机制和诊断技术的系统研究的奠基人是著名临床遗传学家罗会元。罗会元早在20世纪70年代就诊断和报道了许多国内尚未报道过的罕见遗传病。他和他的团队对地贫的发生机制开展了深入的研究,推进了多种罕见病的诊断和产前诊断的方法和技术的研究和应用。

近十年来,我国更是逐步加大了对罕见病研究的科技投入,"十二五"期间,启动了首个综合性罕见病防治研究项目"中国罕见疾病防治研究与示范(国家科技支撑计划)"。国家自然科学基金委员会自2015年开始提出"重视支持具有研究基础的罕见病的研究"的指导思想,加大了对罕见病科学研究的支持。正是在这一年,上海交通大学附属新华医院主持完成了戈谢病、庞贝病等罕见病的流行病学及临床诊治规范研究。2016年12月,由北京协和医院牵头,联合全国20家具有丰富罕见病资源的大型医院,启动了"十三五"国家重点研发计划"罕见病临床队列研究"项目。同年建设中国国家罕见病注册系统(www.nrdrs.org.cn)为广大罕见病研究者提供了一个权威、可靠的共享平台。

2017年起,北京协和医院首先开设了第1个罕见病专病门诊。上海儿童医学中心组织编写了《可治性罕见病》,纳入罕见病117种,旨在为临床医务人员提供部分罕见病的规范性诊疗意见。2018年10月24日,中国罕见病联盟(http://chinararediseases.org/)在北京成立,该联盟是经国家卫生健康委员会医政医管局同意,50余家具有罕见病相关专科的医疗机构、高等院校、科研院所、企业等联合组成,旨在推动医学在罕见病研究方面取得重大突破,提升罕见病防治与保障水平,促进罕见病临床、科研与药物开发的协同创新。联盟同时发布了《中国第一批罕见病目录释义》。2019年2月,国家卫生健康委员会宣布建立全国罕见病诊疗协作网,以加强中国罕见病管理,提高罕见病诊疗水平,目前已经注册疾病164种/类,注册病例55 937例(2020年8月10日实时数据)。2019年3月1日起,中国对首批21个罕见病药品和4个原料药,在进口环节和国内环节减收增值税,以降低药价,减免患者家庭的负担。目前在我国已经获批上市的55种罕见病治疗用药中已有32种被纳入国家医保药品目录,适用于19种罕见病。

罕见病注册系统的建设和运行为罕见病研究者和临床工作者提供了高效而便捷的平台,对罕见病的诊疗和研究起到了推动作用,中国罕见病的研究者正在搭建更多的平台和数据库以供罕见病研究:如组建多组学临床数据库与多中心生物样本库、中文版Genereviews的建设等。

新技术的不断研发和创新对罕见病的诊疗有很大的推进,例如高通量测序技术、植入前诊断等。上海第1家由政府批准挂牌的市级产前诊断中心——上海市第一妇婴保健院目前已经可对100余种罕见病做出早期产前诊断。

近年来,国际上针对罕见病的药物研发和基因治疗技术有了飞跃式的进展。2016

年底,治疗部分进行性假肥大性肌营养不良的外显子51跳跃治疗药物依特立生(Eteplirsen)等和治疗脊肌萎缩症的RNA干扰药物诺西那生钠(Spinraza)于美国获批上市。同时,国内对罕见病基因治疗的研发与产业化步伐也毫不松懈。

2019年的中国罕见病大会上,詹启敏院士总结道:我国已初步形成罕见病预防诊治体系,辐射范围在逐步扩大。目前,罕见病依然存在诊疗技术不足、诊断的标准化照护滞后、有针对性治疗药物极少等问题,需要中国的医学遗传学工作者和临床工作者不断努力,砥砺前行。

### 三、专业知识

（1）罕见病是指发病率很低、很少见的一类疾病。目前全世界已知罕见病7 000余种,占人类疾病10%。

（2）罕见病绝大部分是遗传病,其中80%由基因缺陷导致。例如马方综合征、DMD、血友病、白化病等。

### 四、融入的思政教育元素

了解我国近10年对罕见病的重视程度,在罕见病的研究、诊断、治疗上取得的进展。罕见病的研究任重道远,激发医学生为解决医学问题的学习热情,培养"敬佑生命、救死扶伤、甘于奉献、大爱无疆"的精神,担当起历史赋予的重任,为我国医疗事业,人民健康奉献。重点介绍近10年来,我国如何逐步加大了对罕见病研究的科技投入,建设专业网络平台和知识库,加强罕见病的基础研究和药物研发,从而促进了我国罕见病防治工作的飞越式发展。

**融入**:在学习单基因病、染色体病、线粒体病这些罕见病的同时,介绍我国罕见病的防控情况及罕见病的防治和研究中存在的困难。推荐我国罕见病研究和防治的专业网站给学生,方便查阅与学习。

（刘　雯）

### 参考文献

1. 丁洁,王琳. 中国罕见病研究报告(2018)[R]. 北京:中国医药科技出版社,2018.
2. 徐昊鹏,朱翀,弓孟春,等. 中国罕见病研究的现状与未来[J]. 协和医学杂志,2018.9(1):5-9.
3. 张松筠. 中国罕见病诊疗现状[J]. 临床荟萃,2019.34(3):197-200.

# 第二十四章　优生科学在中国

## 一、教学目标

### （一）教学目标

掌握优生科学的概念及意义，了解优生科学概念的提出和发展的"误区"，了解优生和优育的区别，熟悉医学遗传学理论、技术的相关研究在优生科学发展过程中的重要作用。

### （二）思政目标

了解优生科学对于人类健康和发展的重要意义，了解新中国成立以来我国优生科学事业的发展历程和妇幼健康促进行动的方针、政策；了解我国的出生缺陷综合防治体系及效果；了解我国优生科学工作者致力于遗传病的研究、防控和诊治的努力、付出。鼓励学生不仅要努力学习专业知识，精益求精，树立治病救人的理想信念，也要了解国家相关卫生健康政策，要有大的格局，要有公共健康的意识，全社会共同努力才能更好地提高整个国家的人口素质。

## 二、案例

中国的优生科学是以"健康生殖（health birth 或 birth health）"为中心的综合科学事业，是"健康中国"的一个重要组成部分，是具有中国特色的造福全民族的伟大事业。新中国成立至今，在党和政府的领导下，在我国优生科学工作者的共同努力下，优生科学事业得到了迅猛的发展。

新中国成立前，我国的卫生事业相当落后，基于妇幼健康的优生科学事业服务能力更是积贫积弱，广大农村和边远地区缺医少药，全国孕产妇死亡率高达1500/10万，婴儿死亡率高达200‰，人均预期寿命仅有35岁。新中国成立至今，妇女儿童健康水平不断提高，2018年全国孕产妇死亡率下降到18.3/10万，婴儿死亡率下降到6.1‰，人均预期寿命达到77.0岁，优于中高收入国家平均水平。我国优生科学事业的快速发展离不开我国的妇幼健康促进行动政策和全体优生工作者、妇幼工作者的共同努力。

### (一)妇幼健康促进行动

妇幼健康是全民健康的基石,我国历来重视发展妇幼保健事业,将保障妇女儿童健康纳入了国家战略。新中国筹备之初,中国人民政治协商会议审议通过的《共同纲领》就明确提出"注意保护母亲、婴儿和儿童的健康"。中华人民共和国中央人民政府成立后,在10月底即成立了卫生部,并设立妇幼卫生局,地方各级卫生部门内设妇幼卫生处(科),从而建立了自上而下的妇幼健康行政管理体系;1950年开始探索设立妇幼保健专业机构,从而构筑起保障妇女儿童健康的专业服务阵地;最关键的是党和政府提出了加快妇幼健康人才队伍培养和建设步伐,得到了各地各级医学院校的积极响应,加快了包括助产士等在内的不同层次医学专门人才的培养;同时党和政府还提出了"把医疗卫生工作的重点放到农村去",各级政府部门积极响应党中央的号召,组织医务人员到农村去、到基层去。

20世纪90年代初,时任中共中央总书记的江泽民同志为中国优生科学协会主办的"第三次全国优生科学大会"题词:"发展优生科学事业,提高中华民族素质",激励了全国广大优生科学事业工作者。这一时期不仅制定了《中华人民共和国母婴保健法》及其实施办法,而且形成了"以保健为中心,以保障生殖健康为目的,实行保健和临床相结合,面向群体、面向基层和预防为主"的工作方针,使优生科学事业走上了可持续发展的道路。

党的十八大以来,中国特色社会主义进入了新时代。"新时代"的优生科学事业进入到"促发展"的新阶段。习近平总书记提出,人民对美好生活的向往就是我们的奋斗目标,并在2016年全国卫生与健康大会上强调,要关注和重视重点人群健康,保障妇幼健康。同年,党中央和国务院发布了"健康中国2030"规划纲要,纲要明确指出了妇幼健康的目标措施。2019年7月发布的由国家卫生健康委员会负责制定的健康发展战略"健康中国行动(2019—2030年)"的妇幼健康行动目标是:到2022年和2030年,婴儿死亡率分别控制在7.5‰及以下和5‰及以下;5岁以下儿童死亡率分别控制在9.5‰及以下和6‰及以下;孕产妇死亡率分别下降到18/10万及以下和12/10万及以下;产前筛查率分别达到70%及以上和80%及以上;新生儿遗传代谢性疾病筛查率达到98%及以上;新生儿听力筛查率达到90%及以上;先天性心脏病、唐氏综合征、耳聋、神经管缺陷、地中海贫血等严重出生缺陷得到有效控制;7岁以下儿童健康管理率分别达到85%以上和90%以上;农村适龄妇女宫颈癌和乳腺癌(以下简称"两癌")筛查覆盖率分别达到80%及以上和90%及以上。

### (二)出生缺陷的综合防治体系日臻完善

优生科学事业的一个中心任务是出生缺陷的防治。建国70多年来,出生缺陷综合防治网络从无到有,从有到全,得到了全面的发展,达到了发达国家的水平。建立、健全了一级、二级、三级预防的出生缺陷综合防治网络。一级预防是指防止出生缺陷儿的发生,具体措施包括健康教育、婚前医学检查、孕前保健、遗传咨询、计划生育、最佳生育年龄选择、增补叶酸、孕早期保健(包括合理营养、预防感染、谨慎用药、戒烟戒酒、避免接触放射线和有毒有害物质、避免接触高温环境)等。以出生缺陷综合防治为目的的全国产前检查率稳步提高,由1996年的83.7%上升到2018年的96.6%,农村从80.6%上升到95.8%(图24-1)。

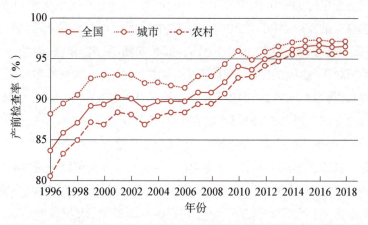

**图24-1 1996—2018年产前检查率变化趋势**
(引自:国家卫生健康委员会.中国妇幼健康事业发展报告(2019)[R/OL].(2019-05-27)[2021-06-30]. http://www.nhc.gov.cn/fys/s7901/201905/bbd8e2134a7e47958c5c9ef032e1dfa2.shtml)

二级预防是指减少严重出生缺陷儿的出生,主要是在孕期通过早发现、早诊断和早采取措施。三级预防是指出生缺陷患儿出生后采取及时、有效的诊断,治疗和康复,以提高患儿的生活质量,防止病残,促进健康。目前,部分重大出生缺陷发生率呈下降趋势。例如,通过科普宣传和免费发放叶酸等措施,帮助孕妇补充叶酸等营养素,使全国围产期神经管缺陷发生率由1987年的27.4/万下降至2017年的1.5/万,降幅达94.5%;通过贯彻《中华人民共和国母婴保健法》和实施产前诊断技术,广东、广西等省份胎儿水肿综合征(重型α-地中海贫血)发生率由2006年的21.7/万和44.6/万下降至2017年的1.93/万和3.15/万,降幅分别达91%和93%;随着新生儿筛查水平的不断提高和筛查体系的不断完善,包括半乳糖血症、苯丙酮尿症在内的严重遗传病得到有效的治疗;此外,随着影像技术的发展,一些先天畸形(如先天性心脏病)可以得到早期诊断(包括宫内诊断)和早期治疗(包括宫内治疗)。

由于部分严重出生缺陷被早期预防和早期诊断,由出生缺陷导致的儿童死亡明显下降。与2007年相比,2017年出生缺陷导致5岁以下儿童死亡率由3.5‰降至1.6‰,对全国5岁以下儿童死亡率下降的贡献超过17%,对提高出生人口素质和儿童健康水平发挥了重要作用。

### (三) 优生科学工作者的共同努力

新中国成立以来,我国的优生科学工作者致力于各种遗传病发病机制、遗传方式的研究,大力提高遗传病的诊疗技术,做好遗传病的防控工作;致力于产前诊断技术的开发和临床应用。1979年11月,在第1次全国人类与医学遗传学学术会议(湖南长沙)上,中国医学科学院吴旻院士作了题为"关于优生学"的学术报告,主张在批判旧优生学的同时,应从中国实际出发,开展优生科学研究。该次会议上还成立了"中国遗传学会产前诊断协作组",该协作组即为中国优生科学协会的前身。而中国优生科学协会一直致力于我国优生科学事业的发展,并于2013年,启动"中国优生科学西部行"大型公益活动,组织协会近百名专家赴广西、重庆、四川、云南、西藏、陕西、甘肃、新疆、内蒙等省市自治区,深入乡、镇,甚至村民、牧民的家中,开展查房、宣讲、义诊及赠送资料和仪器等多种活动,普及优生科学知识,提高孕产妇和基层医务人员对"优生"的认知水平。2016年,中国优生科学协会启动全国百城科普公益活动,在全国多个城市,面向备孕或已孕的家庭,开展科普讲座、遗传咨询等不同主题的优生科普活动,普及健康生殖知识,并免费提供相关的基因检测服务。其他各级助产机构、社会组织、医务工作者也积极开设"孕妇学校",宣传和动员过去因经济原因、交通原因和受传统观念束缚等原因不能到医院分娩的孕产妇住院分娩。许多地区还出台了农村孕产妇住院分娩补助政策,农村住院分娩率由1996年的51.7%升高到2018年的99.8%(图24-2),孕产妇住院分娩率的提高是基于妇幼健康的优生科学事业得到发展的基本保障。

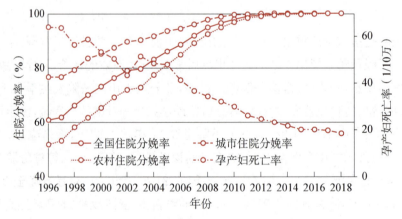

**图24-2  1996—2018年全国城乡住院分娩率与孕产妇死亡率变化趋势**
(引自:国家卫生健康委员会. 中国妇幼健康事业发展报告(2019)[R/OL](2019-05-27)[2021-06-30]. http://www.nhc.gov.cn/fys/s7901/201905/bbd8e2134a7e47958c5c9ef032e1dfa2.shtml)

新中国成立以来,特别是改革开放以来,产后妇幼健康也得到了保障。一方面,产假依法不断延长,使产妇得到有效康复;另一方面,新生儿能更多地得到妈妈的精心抚育。母乳喂养的重要性被普遍重视,母乳喂养率逐年提高。2012年,启动实施贫困地区儿童营养改善项目,为国家集中连片特殊困难地区的6~24月龄婴幼儿每天免费提供1包营养补充品。婴幼儿的营养、免疫接种、抚育体系在城市、农村都得到了进一步发展和完善。

儿童早期发展工作也在不断地科学推进。一方面,已在全国建立了50家国家儿童早期发展示范基地,此外还建立了各级儿童发展基地和幼托机构,加强幼儿师资队伍培养,研发中国儿童发育筛查量表,使儿童的身心健康得到积极的发展;另一方面,加强儿童疾病的防治工作,使儿童传染病得到有效控制。近年来,近视、儿童肥胖、儿童早熟、儿童身高等问题也得到了医疗机构和社会团体的重视,优生科学事业工作者也不断加大宣传教育力度,努力降低这类疾病的发生率。

在党和各级政府的领导下,在各社会组织和优生科学事业工作者的不断努力下,我国的优生科学事业从无到有,由弱变强,得到了蓬勃发展,极大限度地使我国的医疗卫生事业、人口健康事业跃上了新台阶。

### 三、专业知识

优生科学是研究使用遗传学的原理和方法以改善人类遗传素质的科学,包括狭义和广义2个方面。狭义的优生科学是指通过一些手段减少遗传病和出生缺陷的发生;广义的优生科学则是指从备孕开始,避免孕前、孕期任何对于胚胎不利因素的暴露,尽可能地保证健康婴儿的出生。优生科学是一门综合性的学科,涉及医学遗传学,临床医学及环境科学等众多领域,同时,优生科学又是一项社会工程,必须通过社会措施才能在群众中广泛开展。因此,它又涉及人口学、伦理学、社会学和法学等社会科学。

### 四、融入的思政教育元素

优生科学的发展对于人类健康有着重要的意义,新中国成立以来我国优生科学事业有了突飞猛进的发展,这与我国妇幼健康促进行动的政策、出生缺陷综合防治体系的日臻完善以及优生科学工作者的努力、付出息息相关。随着优生科学的发展,在我国已经减少和避免了大量出生缺陷导致的不良后果,减少了补偿性生育,增加了人力资源的健康存量,提高了人口素质。

**融入**:本章节课程前让学生通过自己查阅文献、资料了解新中国成立以来我国优生科学事业的发展历程,在介绍优生科学概念、意义及其发展"误区"时,让学生在课堂上从多个维度探讨影响或加速我国优生科学事业发展的因素。

(杨 玲)

### 参考文献

1. 妇幼健康司. 中国妇幼健康事业发展报告(2019). 2019.05.28. http://www.nwccw.gov.cn/2019-05/28/content_256162.htm

2. 国务院新闻办公室. 平等 发展 共享:新中国 70 年妇女事业的发展与进步[R/OL]. (2019-09-19)[2021-07-01]. http://www.gov.cn/zhengce/2019-09/19/content_5431327.htm

3. 健康中国行动推进委员会. 健康中国行动(2019—2030)[R/OL]. (2016-07-09)[2021-07-01]. http://www.gov.cn/xinwen/2019-07/15/content_5409694.htm

4. 杨玲,左伋. 与共和国同辉:中国优生科学事业 70 年[J]. 中国优生与遗传杂志,2019,10:1153-1154.

5. 张咸宁. 发展中的我国基础优生学[J]. 中国优生与遗传杂志,2019,7:769-773.

6. 中共中央国务院."健康中国 2030"规划纲要[R/OL]. (2016-09-25)[2021-07-01]. http://www.gov.cn/zhengce/2016-10/25/content_5124174.htm

7. 左伋,张咸宁,刘雯,等. 借力"健康中国"国家战略,鼎力发展优生科学事业[J]. 中国优生与遗传杂志,2016,12:1-2.

图书在版编目(CIP)数据

医学遗传学思政案例集/刘雯,杨玲,杨云龙编著.—上海:复旦大学出版社,2023.4
复旦大学医学课程思政系列教材
ISBN 978-7-309-15815-1

Ⅰ.①医… Ⅱ.①刘… ②杨… ③杨… Ⅲ.①医学院校-思想政治教育-案例-中国-高等学校-教材 Ⅳ.①G641

中国版本图书馆 CIP 数据核字(2021)第 142059 号

医学遗传学思政案例集
刘 雯 杨 玲 杨云龙 编著
责任编辑/王 瀛

复旦大学出版社有限公司出版发行
上海市国权路 579 号 邮编:200433
网址:fupnet@fudanpress.com http://www.fudanpress.com
门市零售:86-21-65102580　　团体订购:86-21-65104505
出版部电话:86-21-65642845
常熟市华顺印刷有限公司

开本 787×1092　1/16　印张 9　字数 186 千
2023 年 4 月第 1 版
2023 年 4 月第 1 版第 1 次印刷

ISBN 978-7-309-15815-1/G·2275
定价:68.00 元

如有印装质量问题,请向复旦大学出版社有限公司出版部调换。
版权所有　侵权必究